Cincuenta sombras de placer

MARISA BENNETT

Cincuenta sombras de placer

Secretos sexuales para convertir la ficción en realidad

Traducción de
M.ª del Puerto Barruetabeña Diez

Grijalbo

Título original: *Fifty Shades of Pleasure*

Segunda edición: noviembre, 2012

© 2012, Marisa Bennett
© 2012, Random House Mondadori, S. A.
 Travessera de Gràcia, 47-49. 08021 Barcelona
© 2012, María del Puerto Barruetabeña Diez,
 por la traducción

Printed in Spain – Impreso en España

ISBN: 978-84-253-4935-5
Depósito legal: B-20.858-2012

Compuesto en Anglofort, S. A.
Impreso en Limpergraf
Mogoda, 29. Barberà del Vallès (Barcelona)

Encuadernado en Reinbook

GR 4 9 3 5 5

Para Monica y Becky,
que me enseñaron a ser yo misma

Índice

Introducción

A no ser que hayas estado viviendo en una cueva, te habrás dado cuenta de que las nuevas novelas eróticas se han introducido en la cultura popular hasta hacerse con ella y después la han provocado y excitado para al final dejarla pidiendo más a gritos. En los últimos años el libro electrónico ha permitido que los fans de la literatura subida de tono puedan leer los libros eróticos discretamente en cualquier espacio público, aunque este tipo de literatura ha seguido siendo un tabú. Pero ahora, por primera vez, los hombres y las mujeres (desde las mamás que hacen yoga hasta las veinteañeras) les piden a los dependientes de las librerías las novelas más provocativas sin el más mínimo ápice de vergüenza.

Yo he querido escribir un libro que hablara de las prácticas más perversas del sexo, para darles a los hombres y a las mujeres la posibilidad de ser atrevidos en su sexualidad, y que por supuesto también le gustara a los lectores de novela erótica que se sienten orgullosos de serlo. Aunque hay secciones de este libro que tratan de temas que pertenecen a lo que podríamos llamar «sexo vainilla», la mayor parte de su contenido se centra en el BDSM, un acrónimo que engloba el bondage y la disciplina, la dominación y la sumisión, el sadismo y el masoquismo. Esta combinación de letras tan pintoresca encierra todo un mundo de técnicas sexuales y estilos de vida un poco sucios. En este libro voy a explicar los aspectos más picantes del BDSM y el juego erótico, lo que os permitirá a ti y a tu pareja tomar las riendas en vuestros encuentros sexuales (y tal vez utilizar esas riendas para darle un buen azote en el culo al otro). Espero que lo disfrutéis.

1

Técnicas sexuales que te harán alucinar

«En el ardor de la cópula, una pareja de amantes enceguece de pasión y prosigue con gran impetuosidad, sin prestar la menor atención a los excesos.»

VĀTSYĀYANA,
Kamasutra

«Aunque lloraran mis ojos como los de una mujer, mi lengua hablaría con la audacia de un varón.»

SHAKESPEARE,
Macbeth

No es aconsejable lanzarse al sexo pervertido sin unas cuantas instrucciones pervertidas previas. A veces intentar algo nuevo (o algo conocido con un nuevo enfoque) resulta difícil si todo lo que tienes para guiarte es tu experiencia personal o una pareja que no siempre verbaliza lo que quiere. Estos consejos de introducción a diferentes técnicas (desde la forma de practicar sexo oral para que los dos quedéis jadeando y pidiendo más, hasta las posturas sexuales más acrobáticas) son parte de la artillería que vas a necesitar para tus particulares batallas sexuales. Así que coge un cuaderno y empieza a tomar apuntes si quieres sacar un sobresaliente en tu siguiente examen de anatomía.

TÉCNICAS DE SEXO ORAL PARA ELLA
*Cómo realizar una felación increíble
que le deje las rodillas temblando*

EN QUÉ CONSISTE

A los hombres les encanta el sexo oral, eso no es ningún secreto. Pero, por desgracia, saber cómo hacer una felación sensacional no es un don que caiga del cielo; hay que aprender cierta coreografía. Que sepas o no todos estos detalles, desde los más básicos hasta los toques traviesos que tu chico nunca te pedirá pero en el fondo está deseando, marcará la diferencia entre que a tu pareja le encante el sexo oral o que le encante el sexo oral que le practicas «tú».

MANOS A LA OBRA

La primera cosa y la más importante que tengo que decirte es que «cualquier felación es una buena felación» no es un buen mantra. Tanto si te apetece espontáneamente practicarle sexo oral a tu pareja como si prefieres dejarlo para la semana en que te viene la regla, tienes que demostrar claramente en cualquier caso que eso es lo que más deseas hacerle en ese momento. Una felación sin ganas tendrá en él el mismo efecto que tendría en ti un cunnilingus por obligación: es una pérdida de tiempo e incluso resulta un poco irritante. Así que intenta que sea una experiencia que en un primer momento le haga aullar tu nombre de placer y al final le deje, literalmente, sin aliento.

El arranque

Comienza estimulándole de diferentes formas: mordisquéale las orejas de forma sensual y después bésale el cuello y el pecho y baja hasta la cintura. Cuando le desabroches los pantalones, hazlo despacio y no vayas directa a por la parte interesante; siempre es mejor que se le despierte el apetito de manera progresiva. Cuando le tengas a tu merced, sigue estimulándole y excitándole un poco más, por ejemplo besando y lamiendo zonas sensibles como las rodillas y subiendo por el interior de los muslos hasta la cadera. Y por fin, empieza cogiendo el tronco del pene con la mano y lamiéndole los testículos (si puedes metértelos en la boca, mejor). Utiliza la lengua para masajearle durante todo el proceso.

Para acelerarle el pulso

Lo más importante que debes recordar es que hay que mantener el pene lubricado. Cuando te lo metas en la boca, utiliza la saliva para humedecer el tronco del pene. Y no te preocupes si no eres capaz de hacer una «garganta profunda»; eso no es estrictamente imprescindible para una felación fenomenal. Con ayuda de la lubricación proporcionada por la saliva, usa la mano como extensión de la boca mientras subes y bajas por el pene. Agárralo con firmeza, pero no es necesario que aprietes

hasta cortarle la circulación. Todos los hombres son diferentes, así que no dudes en tomarte un momento para
hablar con él y preguntarle si quiere que le aprietes más o
que vayas más rápido o más despacio. Mientras hablas
con él, no dejes de masajearle el pene con la mano lubri-
cada. Eso, además, te proporcionará un respiro si te can-
sas, sin que él pierda la excitación.

Haz movimientos circulares con la mano al subir y
bajar por el pene y asegúrate de no olvidar la punta y la
zona que la rodea cuando subas. Si se te da bien la mul-
titarea, masajéale a la vez los testículos con la mano que
tienes libre. Lubrícalos con tu saliva o con un lubricante
y vuelve a utilizar la boca para seguir con la felación sin
descuidar los testículos, con una mano o con las dos. Incluso puedes tirarle un poco de ellos (con cuidado y no
muy fuerte). La sensación de la saliva en ese punto le
hará sentir como si tuvieras la boca sobre el pene y los
testículos a la vez. Y ya que estás en esa zona, prueba a
acariciarle también el perineo, que es el espacio entre el
escroto y el ano. Esa zona es muy sensible y le producirá
una reacción que puede ir desde gemir tu nombre por la
sorpresa hasta tirarte del pelo en un arrebato de éxtasis.

El detalle pervertido que le volverá loco

Para poner en práctica lo que voy a proponer tu pareja y
tú debéis sentiros cómodos con ello. Haz el experimento

de acariciarle el perineo y meter un dedo (bien lubricado) en el ano de tu chico cuando esté cerca del clímax o durante el mismo para hacerle un masaje de próstata. El masaje en esa zona puede lograr que un hombre llegue al orgasmo incluso sin estimulación genital, así que si a la vez le estás practicando una felación, su orgasmo será absolutamente explosivo. Cuando tengas el dedo en su interior, muévelo hacia delante como si estuvieras haciendo el gesto para pedirle a alguien que se acerque. Hazlo muy lentamente y variando la presión. Continúa durante su orgasmo para que entre en erupción por el éxtasis y acabe sin aliento.

La meta

La forma de acabar es tan importante como la de empezar. Lo más importante es no tratar el semen como si fuera radiactivo. Si eres capaz de meterte su pene en la boca, seguro que también podrás con un poco de fluido; cualquier otra reacción sería un insulto para él. Si eliges tragártelo, perfecto. Probablemente estarás evitando el cáncer de mama; hay estudios que demuestran que mujeres que han ingerido un par de cucharaditas de semen unas cuantas veces a la semana presentan tasas menores de aparición de cáncer de mama (pero el riesgo no aumenta si no lo tragas). Si te preocupan las arcadas y prefieres no tragártelo, hay otras opciones. Puedes hacerle

«No hay placer que dure si no es reanimado por la variedad.»

PUBLIO SIRO

terminar utilizando las manos o sugerirle que eyacule en tu pecho. Lubrícale el pene con la boca y después colócatelo entre los pechos mientras él eyacula. Es una forma pervertida de acabar que hará que más tarde fantasee con esa imagen.

Técnicas de sexo oral para él
Cómo realizar un cunnilingus fantástico que haga que la tierra se estremezca

EN QUÉ CONSISTE

La penetración es genial, pero a veces las mujeres necesitamos algo especial, un poco más de mimo y de atención. Me refiero al cunnilingus, por supuesto. Si estás pensando en empezar a jugar con cuerdas y esas cosas (más adelante hablaremos de ese tema) querrás estar segura de que él sabe lo que hace en materia de sexo oral. Ahí van unos consejos que pueden ayudarle.

MANOS A LA OBRA

El entusiasmo tanto por tu parte como por la suya es tan importante aquí como lo era con la felación. También es importante comunicarse, porque cada mujer tiene sus propias preferencias; yo siempre digo que hacen falta diferentes toques para diferentes vaginas. Que empiece despacio, con muchos besos por tu estómago, el vientre y por la parte interior de los muslos. Cuando la cosa ya se haya calentado un poco, es el momento de iniciar la estimulación del clítoris. Al principio puede trazar círculos lentos y deliberados alrededor del clítoris o utilizar la lengua para escribirte letras en ese punto tan sensible. Es fundamental que vaya variando, haciendo con la lengua diferentes movimientos y a diferentes velocidades. También puede probar a succionarte el clítoris y rozarlo con los dientes con mucha suavidad.

Sus manos no deben parar de tocarte, acariciarte y excitarte, centrándose en los lugares donde sabe que te gusta que te toquen. También puede utilizar los dedos, especialmente cuando se tome un descanso para besarte o dedicarle un poco más de atención a tus pechos; que te frote el clítoris o que introduzca en tu vagina uno o dos dedos. Cuando lo haga, anímale a estimularte el punto G. Para encontrarlo, tendrá que introducir con cuidado en tu interior uno o dos dedos y después moverlos lentamente hacia delante, como si estuviera haciendo el gesto para pedirle a alguien que se acerque, para acariciarte por dentro, justo por debajo del ombligo. Si él puede realizar dos cosas a la vez sin hacerse un lío, lo ideal sería que te estimulara con la lengua y con los dedos al mismo tiempo. Una acción estelar de la lengua y unos dedos acariciando el punto justo pueden hacerte ver las estrellas. Dile que te haga estas cosas cuando estés a punto de alcanzar el clímax (transmítele que se acerca el momento tirándole del pelo, gimiendo más fuerte o gritándole: «¡Me voy a correr!»). Eso le avisará de cuándo es el momento. Justo cuando llegues al clímax pídele que te succione el clítoris; eso te pondrá a mil por hora y acabarás chillando su nombre en pleno éxtasis.

POSTURA SEXUAL ATREVIDA
Dúo en el escritorio

EN QUÉ CONSISTE

Después de una larga jornada laboral, no hay nada mejor para relajarse y olvidarse del estrés que un revolcón enérgico y liberador con tu pareja. Si no puedes esperar más, haz que tire de un manotazo todo lo que tiene sobre su escritorio para dedicarse a una tarea de las que importan de verdad. Si probáis esto sobre su mesa, seguro que tú te convertirás inmediatamente en su entretenimiento preferido para después del trabajo.

MANOS A LA OBRA

Su escritorio es el mejor espacio de trabajo, sobre todo si en lo que está trabajando es en ti. Cuando esté sentado a la mesa, pasa con mucha sensualidad una pierna por encima de su regazo y apóyate en el borde de la mesa, justo delante de él. Para hacerlo todo un poco más atrevido, adelántate a los acontecimientos y lleva la cantidad mínima de ropa posible, por ejemplo un bonito camisón sin ropa interior o una de sus camisas con lencería sexy debajo.

Animar la agenda

Si a estas alturas no ha saltado todavía de la silla, colócale una pierna sobre el hombro de forma sugerente e incítale para que se ponga de pie y se acerque a ti. Con la pierna todavía sobre su hombro y la otra tocando el suelo con la punta de los dedos, inclina el trasero sobre la mesa para apoyarte. Ese ángulo hará que la penetración sea muy estrecha y eso seguro que aparta su atención del duro día de trabajo para centrarla... en la parte dura solamente.

Cruce de datos

Cuando ya esté dentro, cambia de posición echándote ligeramente hacia atrás sobre el escritorio hasta que quedes

«La mitad **del** mundo
no puede comprender
los placeres
de la otra mitad.»

JANE AUSTEN,
Emma

tumbada. Él debe permanecer de pie. Entonces coloca las piernas por detrás de sus hombros: pon el pie derecho sobre su hombro derecho y el izquierdo sobre el hombro izquierdo y cruza las piernas. Cuanto más arriba las cruces, más estrecha te notará él. Haz que te agarre por las caderas o los muslos para proporcionarte apoyo mientras tú te aferras al escritorio. Puedes separar los pies de sus hombros y girar las caderas hacia un lado, manteniendo el torso recto. Esta variación conseguirá que él experimente un ángulo totalmente nuevo.

El trabajo sucio

El éxito en el lugar de trabajo se consigue cuando se da todo, así que túmbate y rodéale con las piernas a la vez que él se arrodilla sobre la mesa delante de ti. Proyéctate hacia delante de forma que tu trasero quede apoyado sobre sus muslos para que pueda entrar con facilidad. Puedes dejar las piernas rodeándole la cintura o estirarlas hacia arriba para que él te las agarre para apoyarse. La elevación de tus caderas hará que la penetración sea muy profunda y eso logrará que se olvide por completo de los papeles que ha tirado al suelo un momento antes.

POSTURA SEXUAL ATREVIDA
El remolino

EN QUÉ CONSISTE

Añadir agua al repertorio sexual es la forma más rápida de calentar las cosas en la pareja. Darse un baño desnudos evita el engorro de tener que desvestirse y así se puede pasar directamente a bailar una samba resbaladiza. Ahí van varias técnicas tanto para los amantes del jacuzzi como para los aficionados a la bañera. Estas técnicas harán que creéis verdaderas olas.

MANOS A LA OBRA

Hacer que se caldee el ambiente mientras os enjabonáis el uno al otro es un buen principio para un encuentro espontáneo mientras os preparáis para ir a trabajar o para un momento de evasión de la rutina recreando un spa con velas e incienso dentro de casa. Elijas lo que elijas, intenta estas posturas la próxima vez que consigas arrinconar a tu pareja con un poco de H_2O de por medio.

Un clásico

Si eres del tipo que disfruta cuando te acorralan contra la pared, la ducha es el lugar perfecto para eso. La combinación del agua caliente cayendo sobre tu cuerpo y el de tu pareja, la visión de los dos desnudos, y un poco de jabón para que resbaléis bien el uno contra el otro será suficiente para que incluso la más frígida se ponga a cien y tenga ganas de guerra. Cuando te empuje contra la pared alicatada (que lo hará), coge un poco del acondicionador que seguro que tienes a mano y masajéale el pene y los testículos. Este tratamiento lo pondrá a punto para lo que haga falta. Sube una pierna hasta su cadera para que sepa que quieres rodearle la cintura y que él te coja por las caderas para sostenerte. La pared de la ducha te servirá de apoyo mientras él empuja. Si le cuesta sostenerte o a ti te resulta difícil participar de esta forma, rodéale con una pierna solamente y apoya el otro pie en la esquina de la ducha o en el borde de la bañera.

Un cabezal extra

Los cabezales de ducha desmontables son un regalo de los dioses (o de la ferretería de la esquina) para el sexo. Colócate de cara a la pared de la ducha con los brazos levantados y las manos apoyadas contra los azulejos y así podrás dirigir el cabezal hacia lugares que de otra forma te serían difíciles de alcanzar. Si él se pone detrás de ti, eso le dará libre acceso para frotarte, besarte el cuello y orientar esa ducha hacia todos los lugares que se le pasen por la imaginación. Permítele que te penetre desde detrás, y si tienes la suerte de contar con dos cabezales, mantén el principal dejando caer agua sobre el lugar de la penetración con la que te está acercando cada vez más al éxtasis a la vez que él utiliza el segundo para estimularte hasta llevarte al clímax.

Haciendo burbujas

Hay una razón por la que la flexibilidad y el sexo van de la mano. Esta posición es fácil para el chico (él solo tiene que quedarse ahí y lucirse), pero requiere un poco de flexibilidad por parte de la chica. Él debe estar de pie bajo el chorro de agua caliente y penetrarte desde detrás mientras tú te vas agachando lentamente. Si consigues tocar el suelo de la ducha con las manos, él va a entrar en ti con una profundidad mayor que la del *Nautilus* en *Veinte mil leguas de viaje submarino* y eso irá en beneficio directo de tu punto G. Cuando acelere el ritmo, sus testículos golpearán rítmicamente tu clítoris, lo que te proporcionará una doble estimulación. Si sientes que él está dejándose llevar por la marea más rápido que tú, levanta las manos del suelo y apóyalas en los bordes de la bañera. Ese cambio de ángulo os llevará a aguas menos profundas, ralentizando un poco el ritmo, y eso te permitirá concentrarte en tu propio placer acuático.

El tantra en la bañera

Con la ducha abierta y unos centímetros de agua en el fondo para que no te enfríes, túmbate en la bañera. Pídele a él que te enjabone bien el cuerpo antes de empezar para que puedas deslizarte con facilidad por la bañera. Haz que se arrodille delante de ti, te levante una pierna y te la sujete a la vez que te penetra y te separa la otra. Apóyale en el hombro la pierna que tienes en alto y deja que utilice tu muslo para agarrarse y poder entrar más profundamente. El ángulo ladeado de tu pelvis contra él hará que te sientas muy llena, te proporcionará una sensación muy excitante que no puede ofrecerte la postura del misionero por sí sola y conseguirá que tu clítoris reciba una atención especial que te dará la estimulación que necesitas.

Entrelazados

La siguiente postura hará que te veas enredada, enroscada y muy cerca de tu pareja. Siéntate en la bañera llena o en el asiento del jacuzzi mirando a tu pareja. Ponte a horcajadas sobre él y enroscad vuestras piernas en un abrazo estrecho y seductor. Ambos tenéis que estar sentados bien erguidos, de forma que los torsos húmedos y jabonosos de los dos puedan frotarse el uno contra el otro; haced que la pasión vaya subiendo de nivel con una sesión de caricias muy seductoras. Para que quedéis aún más cerca, enrosca también tus brazos con los suyos, que él tiene que pasar primero por debajo de tus rodillas; eso os ayudará a mantener mejor el equilibrio. Si así os resulta demasiado complicado, que él se apoye contra la pared de la bañera y tú sujétate a sus hombros o al borde de la bañera para poder cabalgar sobre él. Parecerás una sirena muy sexy.

POSTURA SEXUAL ATREVIDA
Pisando a fondo el acelerador

EN QUÉ CONSISTE

No reprimas tu energía sexual solo porque estéis fuera de casa. Hay coches de todas las formas y tamaños y, por suerte, también hay posturas para todos los gustos y lugares. Los asientos reclinables, una música en el momento oportuno, el techo solar y la suave piel de los asientos son unos ingredientes muy sexis para un encuentro interesante. Si no podéis quitaros las manos de encima y esperar a llegar a casa, aparcad en alguna parte y poned a prueba las prestaciones del coche de las que el vendedor no os habló cuando lo comprasteis.

MANOS A LA OBRA

El sexo en el coche hará rugir tus motores de una forma que el sexo en la cama no puede conseguir; el espacio reducido y el miedo a que alguien os vea hará que las ventanillas se empañen en un abrir y cerrar de ojos.

La dirección asistida

A veces los chicos quieren que seas tú la que coja el volante. Cuando esté en el asiento del conductor, haz subir sus revoluciones acercándote para besarle el cuello y mordisquearle la oreja a la vez que le vas desabrochando la camisa. Acaríciale la piel hasta que ya no pueda esperar más. Cuando su motor ya esté ronroneando, pasa al asiento del conductor y coloca las manos en el volante. Mirando hacia el parabrisas, ve bajando lentamente sobre su pene. Utiliza el volante como apoyo mientras cabalgas sobre él, poniendo todos tus caballos de potencia en esta estimulante variante de la vaquera invertida.

El asiento de atrás

Los considerados fabricantes de automóviles han colocado en el coche algo parecido a un sofá; si estáis demasiado apretados en el asiento delantero, pasad al de atrás. Haz que se sitúe en el asiento central, lo que te permitirá a ti sentarte a horcajadas sobre él con facilidad. Esta postura le da una visión integral y un buen acceso a tu cuerpo para que pueda abrazarte con fuerza mientras le llevas hasta el clímax. La penetración así es muy profunda, y como él tiene la espalda apoyada en el respaldo del asiento, tú recibirás estimulación directa en el clítoris cada vez que te muevas. Haz que él te ponga las manos en las caderas e intenta arquear la espalda todo lo que puedas apoyándote en sus hombros o en el respaldo del asiento para que la punta de su pene frote la pared interior de tu vagina. Si tenéis las ventanillas cerradas, seguro que empezáis a sudar pronto, lo que hará el sexo más caliente y resbaladizo. No olvidéis abrir las ventanillas cuando hayáis acabado para que la brisa fresca os ayude a bajar la temperatura.

La palanca de cambios

La carretera está llena de posibilidades, y entre ellas se incluye la felación estando en ruta. Si empiezas a besarle el cuello mientras conduce, a tu pareja le va a costar concentrarse en la carretera; si le estás practicando una felación, es posible que acabe en el carril contrario. Por eso es mejor poner esto en práctica con el motor apagado para que pueda echar atrás la cabeza y alegrarse de que hayáis decidido que conduzca él. No es fácil hacer una felación desde el asiento del acompañante: la boca queda perpendicular al lugar habitual, lo que te dará la sensación de que el pene no está como debería. Para evitar morderle accidentalmente, pon mucha atención en tu boca o ve muy despacio. También puedes arrodillarte en el suelo del asiento del acompañante; así conseguirás una posición más parecida a la de la felación tradicional. Cuando esté a punto de perder el control por lo que le estás haciendo, él podrá agarrarse al volante (o a la coleta que tú llevas).

DECIR GUARRADAS

Las guarradas son una de las formas más excitantes de poner en funcionamiento la química con tu pareja y darle vida a tus encuentros sexuales, pero extrañamente es una de las cosas que más reparo da a las parejas. Ahí van unos cuantos consejos sobre lo que se debe hacer y lo que no que os servirán a la hora de tener conversaciones sexuales explícitas en la cama.

«Permanece tranquilo cuando
no tengas **nada que decir;**
pero cuando la
pasión auténtica
te mueva,
di lo que tengas que decir
y hazlo con fuerza.»

D. H. LAWRENCE

Sí

Ten confianza. Nadie espera que empieces a hablar como una actriz porno de la noche a la mañana, pero si te sientes mal y te retuerces incómoda cada vez que sueltas esas palabras subidas de tono, no solo no tendrán gracia, sino que acabarás cargándote el ambiente del momento.

Sé sincera. La manera más fácil de empezar a decir guarradas es preguntarte lo que quieres o reconocer lo que te gusta. Contarle a tu pareja las cosas que te satisfacen es una forma de excitación que funciona en las dos direcciones y además es un comienzo inocente. Frases como «me encanta verte encima de mí» o «me siento genial cuando estás dentro de mí» no son claramente las peores guarrerías que se pueden decir, pero sí suponen una buena forma de romper el hielo e iniciar la conversación.

Sé descriptiva. Tanto por mensaje de texto como en persona, dile a tu pareja lo que quieres hacer y, lo que es igualmente importante, lo que quieres que te haga. Si no estás preparada para lanzarte a la total y absoluta vulgaridad, al menos utiliza palabras sensuales y descripciones claras. Cuanto más descriptivas sean tus imágenes, más cerca estaréis tu pareja y tú de sentir de verdad lo que estás diciendo.

Sal de tu zona de comodidad. La razón por la que las guarradas son tan sexis es porque la mayoría de la gente no suele gritar a los cuatro vientos que quieren follarse a su pareja hasta hacerle chillar. Reservar las guarradas para el dormitorio o susurrárselas cuando los demás no pueden oírte te convierten en la chica que tu pareja puede llevar a la casa familiar y presentársela a sus padres, y a la vez en la que un poco más tarde le volverá loco en la cama. Dile cosas que no dices normalmente, sé directa y evita términos infantiles como «tu cosita», «mi lugar escondido» o «ahí abajo».

Suelta tacos. Sobre todo si no sueles hablar como un camionero en tus conversaciones normales, decir tacos y soltar imprecaciones en la cama demostrará una lujuria primitiva y genuina por tu pareja. Utiliza todos los tacos que se te ocurran y en todas sus formas, tanto verbo («Fóllame»), como superlativo («Tienes la polla más jodidamente sexy que he visto en mi vida»), o adjetivos («Mierda, quiero estar dentro de este jodido y húmedo coño tuyo»), y también las exclamaciones habituales entre gemidos o en pleno clímax («¡Ooohhh, joder!»). ¡No te cortes!

No

No mientas. Si algo que se te ocurra decir puede hacer que tu pareja acabe burlándose de ti o simplemente es algo ridículo, mejor abstente. Decirle a tu pareja que tienes el miembro más grande que ha visto o que le vas a hacer pasar el mejor rato de su vida puede que no sea verdad. Y si es cierto, que sea tu pareja quien te lo diga.

No digas el nombre de tu ex. Si esta es tu enésima relación y la enésima vez que te pones a soltar guarradas, ten cuidado. Decir el nombre de tu amante seguro que le pondrá a cien, pero pronunciar el nombre equivocado es la forma más rápida de conseguir que te tiren un objeto de la mesilla de noche a la cabeza o que te cierren una puerta en las narices.

No seas demasiado literal. Decirle a tu chica: «Voy a hacer que se te pongan los ojos en blanco» puede ser absolutamente cierto, pero las imágenes que traen a la mente síntomas de un ataque epiléptico no van a conseguir excitar a nadie. Céntrate en cosas que quieres que él o ella sientan y no en lo que puede pasar literalmente.

No seas escatológico. Un lenguaje vulgar puede excitar la imaginación de tu pareja, pero por ejemplo «me voy a cagar en tu pecho» no es el tipo de frase adecuada para este contexto.

No utilices un lenguaje infantil o nombres «cariñosos» para los genitales. Aunque el lenguaje infantil puede resultar dulce durante una sesión de caricias, la cama no es el lugar para usarlo; llamar al pene de tu chico el «soldadito» o similar solo hará que el guerrero se encoja y se esconda en su trinchera. Poner nombres a tus propios genitales es algo muy similar. Es un poco arriesgado llamar a tu pene «el guerrero» o «el dios del trueno» y a tu vagina «el palacio rosa» durante el sexo. Mejor no salirse de los clásicos (polla, coño, huevos…) con varios adjetivos atrevidos para acompañar.

2

¡Azótame, cariño!

«El dolor no es ningún mal,
a menos que nos
conquiste.»

CHARLES KINGSLEY

«Dulce es el placer
tras el dolor.»

JOHN DRYDEN,
El banquete de Alejandro

INTRODUCCIÓN
El cómo y el porqué de los azotes

⌒⌒

Antes de que hubiera cuartos especiales para juegos sexuales, antes de los consoladores y de los látigos incluso, ya se utilizaba la palma de la mano. Los azotes son el primer paso para entrar en el lado excitante del dolor en los encuentros eróticos y constituyen una práctica que tiene cierto atractivo para todo el mundo. No hay duda de por qué los aspectos dulces del sexo hacen que los cuerpos de sangre caliente siempre vuelvan a por más, pero es más difícil entender por qué una buena zurra acaba teniendo el mismo efecto. Según parece, el cuerpo libera sustancias químicas, por ejemplo las endorfinas y la adrenalina, cuando se le somete a una actividad extenuante, a la estimulación o al dolor, un trío que se da en abundancia durante el sexo. Así que cuando tu pareja expresa su lujuria desbordante con un azote, la combinación de la excitación y la ligera oleada de dolor puede hacer que el sexo y el clímax final pasen a un nivel totalmente nuevo. Poco a poco, con pequeños pasitos de bebé (mejor dicho, con azotes en el culo como los que se les dan a los bebés) este capítulo te irá desvelando todos los entresijos de la que puede llegar a ser una de las herramientas más sencillas y a la vez más excitantes de tu repertorio sexual.

La mano como punto de referencia

EN QUÉ CONSISTE

Si nunca has sentido en tu trasero el cosquilleo que se produce justo después de recibir un azote, mejor que comencemos por lo más básico. No, el látigo no; ya llegaremos a eso. Primero empezaremos con los accesorios que ya tienes en tu propio cuerpo: las manos. Tanto si quieres ser el que da los azotes como si prefieres recibirlos, los azotes con las manos son una forma de iniciarse en el lado lujurioso (incluso primitivo) del sexo. También pueden ser un modo alucinante de conectar con tu pareja en medio del episodio sexual. Aunque esta práctica puede incluir en ocasiones juegos de poder, en pleno encuentro sexual un azote no suele ser más que una reacción; o como a nuestro grupo de científicos le gusta llamarla, la respuesta del tipo: «¡Oh, Dios mío, lo estás haciendo tan bien que yo solo quiero agarrar o golpear algo!». Sean cuales sean tus preferencias, los azotes con la mano serán la inspiración para descubrir un lado nuevo de tu vida sexual que será dolorosamente dulce. Así que calienta las manos o pon el culo en posición y ¡que empiece la azotaina!

MANOS A LA OBRA

En las primeras fases de esta práctica es aconsejable probar el agua antes de lanzarse de cabeza. Si eres el que va a dar los azotes y no estás seguro de que tu pareja quiera entrar en ese juego y no te apetece tener «una charla», tantea el terreno la próxima vez que ella se ponga encima. Acaríciale o masajéale el culo un poco y cuando te sientas especialmente animado, dale una palmada rápida (aunque no demasiado) en el culo. Su lenguaje corporal (o que grite tu nombre) te indicará si tienes luz verde o si lo que hay ante ti es una enorme señal roja de stop.

Si te da permiso para seguir adelante, piensa que los azotes son como los dulces: si no hay suficientes, te quedas con ganas de más, pero si hay demasiados, te quitarán las ganas de comer y puede que nunca te dejen volver a entrar en esa pastelería. Cuando las cosas se pongan especialmente calientes dale un buen azote en una de las nalgas; eso hará que las trayectorias sexuales de ambos se disparen hacia el cielo. También puedes darle varios azotes seguidos con un ritmo lento y firme, tanto con la mano abierta como con la mano ligeramente ahuecada. Esto puede hacerse cuando la persona a la que se azota está encima (rodeándola y colocando la mano por detrás) o con ella en la posición del perrito, postura en la que tendrás una estupenda vista de la marca roja y brillante que tu mano dejará en el trasero de tu pareja.

Los sutiles matices a la hora de pedir que te azoten no son muy diferentes de los de pedir que te permitan azotar. Si tu pareja y tú tenéis una buena química sexual, hay muchas posibilidades de que el riesgo de preguntar merezca la pena ante la recompensa que se puede obtener. Declarar: «Quiero que me des unos azotes» mientras estáis en un restaurante cenando con los suegros puede ser un mal momento para sacar el tema, pero darle unos besos en el cuello a tu pareja y susurrárselo al oído cuando estés en la cama encima de él probablemente será mucho mejor. Si te resulta incómodo pedírselo directamente, lleva la mano de tu pareja hasta tu cadera durante el sexo y después dirígele lentamente para que te coja o te apriete el culo; incluso puedes coger su mano y darte un azote con ella. Con eso seguro que él o ella será capaz de deducir que le estás diciendo: «¡Azótame, cariño!».

«¿Quién puede atraer
a un halcón a su casa con las
manos vacías?»

GEOFFREY CHAUCER,
Los cuentos de Canterbury

ACCESORIOS

EN QUÉ CONSISTE

Después de que tu pareja y tú hayáis superado el nivel básico que es la mano, habrá llegado el momento de introducir accesorios. Estos aumentarán la capacidad de dar un buen azote o intensificarán el azote que estás a punto de recibir. Con cada golpe en el trasero que experimentas, fluye más sangre a las delicadas terminaciones nerviosas de las nalgas, lo que también significa que le llega más flujo sanguíneo y un mayor impacto a las sensibles terminaciones nerviosas de la zona erógena que está justo ahí mismo. Incorporar accesorios es una forma excitante de animar tu vida sexual, no solo porque es algo nuevo, sino también porque implica planificación. Aunque el sexo espontáneo no sea nada desdeñable, hay algo innegablemente atractivo en saber que tu pareja ha estado pensando tanto en las cosas que quiere hacerte que ha llegado a salir y comprar un juguete.

MANOS A LA OBRA

Los accesorios no tienen que ser necesariamente nada especial ni muy sofisticado. Se pueden utilizar cosas que hay en casa como esos clásicos consagrados por el tiempo: el cepillo del pelo y la raqueta de ping-pong. Ambos objetos son fáciles de utilizar, y aunque amplificarán el efecto del azote, la persona que lo reciba no deberá poner un cuidado especial al sentarse durante la siguiente semana. Las raquetas de ping-pong suelen tener una fina capa de cuero o de goma que hace que cada golpe produzca un sonido característico. El cepillo del pelo tiene más posibilidades. El lado plano del cepillo produce más o menos el mismo impacto que la raqueta mientras que el lado de las púas, tanto si son cerdas como si son de plástico con pequeñas protuberancias, transmite una sensación cosquilleante que dará cierta variedad al encuentro sexual.

Si de todas formas optáis por comprar accesorios, existen en el mercado todo tipo de palas de azotes que harán que vuestra sesión sea dulcemente sensual o perversamente traviesa. Para conseguir el primer efecto, prueba con una pala forrada con peluche. El forro suaviza el escozor del azote y se puede utilizar además para masajear, acariciar y estimular a la persona que se está azotando. Si prefieres algo que intensifique la sensación, las palas con tachuelas son la versión más despiadada con la que dar una buena tunda. Las tachuelas crean más puntos de presión que amplifican la mezcla excitante de placer y dolor. Con estas herramientas en tu cinturón (que puedes ponerte también...), ya habrás empezado tu colección de accesorios y seguro que a partir de ahora no hará más que aumentar.

DAME UNA LECCIÓN

EN QUÉ CONSISTE

Una colección de técnicas de azote debe ir acompañada de un juego de roles. Tanto si te vistes de cuero de arriba abajo como una dominatriz como si te disfrazas de policía sexy, de doctor salido o de [elige la profesión que prefieras] travieso, los roles simulados introducirán adrenalina en tus encuentros sexuales. La clave de estos juegos está, obviamente, en hacer cosas que no se hacen todos los días, sobre todo si son un poco picantes y dan la sensación de que se está siendo malo. Pero, aunque no vayas habitualmente de escalada, fingir que sois dos amantes acaramelados en un campo de lilas en una montaña no es precisamente lo que necesitas para animar tus sesiones de sexo lujurioso (a menos que eso implique alguna cuerda y unos cuantos mosquetones). Así que sé una niña mala o un niño travieso y que tu siguiente actuación sea, por lo menos, merecedora de un Oscar.

MANOS A LA OBRA

Como ejemplo y para simplificar, vamos a asumir que tu pareja y tú queréis poner en práctica la fantasía de la colegiala traviesa. Puede que suene muy forzado, pero hay una razón para que la canción de Britney Spears «Baby One More Time» tuviera tanto éxito, y es que esa fantasía resulta muy sexy. Y no solo eso, sino que supone una forma barata y de fácil puesta en escena para conseguir que se os acelere el pulso a tu pareja y a ti.

Primero busca la ropa adecuada. Comprar por internet faldas de colegiala es muy sencillo; también puedes probar en tiendas de segunda mano o en una tienda de regalos picantes que haya cerca de tu casa. Cuando tengas preparado el atuendo ya casi estarás lista para las actividades extraescolares. Complementa la falda con cualquier blusa ajustada y con botones, con una camiseta o un jersey que tengas por el armario, un par de medias hasta la rodilla y zapatos de tacón (preferiblemente tipo «Merceditas» si dispones de ellos). Hazte unas coletas o dos trenzas y ya serás una perfecta colegiala sexy.

Meterse en el personaje es uno de los retos más importantes de estos juegos de roles. Si tu lenguaje corporal es rígido y transmite «esto es estúpido» o «me siento tonta», esa es la forma más rápida de sacar un enorme suspenso en este examen. La confianza resulta sexy, así que sumérgete en tu personaje tanto si es la colegiala traviesa como si interpretas al profesor con el que se queda después de clase. Utiliza los consejos sobre decir guarradas del capítulo anterior para hacer que la escena vaya calentándose: muérdete el labio mientras le dices a tu «profesor» cuánto necesitas practicar para tus exámenes orales o dale a esa colegiala un buen castigo corporal por no haber entregado sus deberes a tiempo. ¡Estudiar nunca fue tan divertido!

Ningún juego de profesor-alumna (o cualquier otro juego de roles) estará completo sin unos buenos azotes. El objetivo es ser malo, así que prepara las palmas, la regla o la carpeta para dar un buen castigo. Pon a la colegiala sobre tus rodillas y castígala por ser tan descarada. Oblígala a contar los azotes y a llamarte «señor». Las faldas de las colegialas son muy cortas por una razón; aprovéchate de ello. Súbele la falda y usa ese grueso diccionario para recordarle por qué ha tenido que quedarse después de clase. Las coletas no son solo parte del disfraz. Tanto si eres el que tira del pelo como la persona que recibe el tirón, un poco de fuerza animal conseguirá llevaros más allá en el juego. Las coletas son un peinado perfecto para abordar a la colegiala desde detrás, así que cógela de esas riendas y dale un buen golpe en el trasero para que se ponga en marcha de verdad.

Para avanzar un paso más en esto de los juegos de roles comprad más accesorios y atreveos a probar nuevos personajes, incluso si eso significa que ella va a ser el albañil que silba al pasar y él el transeúnte inocente. Divertíos con vuestro lado travieso y saltaos todas las normas.

¿Me permitiríais, **señora**, morder y **pellizcar vuestras hermosas carnes** mientras follo?

MARQUÉS DE SADE,
La filosofía en el tocador

Usar el látigo con amor

EN QUÉ CONSISTE

Azotar con un látigo lleva el uso de accesorios al siguiente nivel (o cinco más allá, más bien). El látigo típico es un juguete para azotar dotado de un mango (también llamado «pomo») y colas sujetas a él, normalmente todas de la misma longitud. Esas colas suelen estar hechas de cuero, goma, plástico, cuerda, pelo de caballo, cadenas y otros materiales y pueden utilizarse de variadas formas durante la sesión de azotes. Los látigos se usan para infligir disciplina a una pareja que ha sido mala o para poner a prueba tus límites hasta llevarte a un punto al que nunca creíste que llegarías y después todavía un poco más allá.

Este tipo de juego erótico es el más deseado por los yonquis de las endorfinas. Cuanto más dolor te produce el látigo que sostiene tu pareja, más disfrutas de esa dulce liberación. Desde el castigo y la dominación hasta los azotes con el látigo; este método de placer perverso hará que incluso Cat Woman acabe ronroneando de placer.

MANOS A LA OBRA

El látigo se usa sobre todo para propósitos de «disciplina». El que recibe los latigazos se tumba boca abajo o se inclina sobre una silla, una mesa, una almohada o un banco para azotar. Los latigazos pueden ser golpes breves y rápidos que morderán la piel de forma continuada, lo que hará que tu pareja y tú aulléis por la excitación; pero si quieres darle más fuerza al castigo, utiliza un ritmo más duro y más lento, con sacudidas más fuertes y una anticipación mayor entre los impactos. Antes, después y entre los latigazos roza suavemente con las colas del látigo el culo o la zona donde vas a dar el siguiente golpe para estimular a tu pareja. Eso le proporcionará cierto alivio entre los azotes y le pondrá la piel de gallina por la anticipación ante el siguiente mordisco de las colas.

Es fundamental saber qué zonas se pueden azotar con el látigo. Hablando en general, las zonas que parece que están gritando «¡quiero sentir el látigo!» son la parte de atrás de los muslos, los hombros y, por supuesto, el culo. A menos que tu pareja y tú creáis que la sala de urgencias de un hospital o una celda en la cárcel son lugares tremendamente sexis, es importante que nunca se golpee con el látigo la cabeza, la cara, el cuello, la columna vertebral y lugares de tejido blando como el estómago, donde se encuentran todos los órganos vitales. El látigo puede ser algo muy sensual, pero es imprescindible utilizar los juguetes con total seguridad.

Siento tener que tocar estos temas, pero es necesario decir que el látigo debe mantenerse siempre limpio. Los látigos no están hechos para personas muy... aprensivas, digamos, porque si las sesiones son muy intensas es posible que aparezcan verdugones e incluso heridas y sangre. Nunca se debe utilizar un mismo látigo con diferentes parejas sin haberlo lavado previamente y debéis saber que para limpiarlos después de cada uso se requieren desinfectantes como jabón antibacteriano, limpiador especial para cuero o lejía, dependiendo del material del látigo. Con todos estos aspectos cubiertos podréis lanzaros a experimentar con este jugete hasta que alcancéis el cielo.

DESPUÉS DE LOS AZOTES

EN QUÉ CONSISTE

Después de unos buenos azotes tiene que haber unos cuidados igual de buenos. Este juego pone a prueba los límites físicos, anima la sexualidad para encontrar nuevos vínculos con la pareja y, naturalmente, aumenta la excitación. Pero una sesión de azotes nunca debería dejaros a ti o a tu pareja temblando en una esquina una vez terminada. Si lo que quieres es un acercamiento total y sin barreras a los azotes y al juego propio del

BDSM en tus relaciones, un masaje después de la sesión es algo absolutamente necesario para contrarrestar el doloroso clímax provocado por los golpes y calmar esas nalgas enrojecidas.

MANOS A LA OBRA

No hay duda: los azotes son dolorosos. Tanto si la marca roja que queda en tus nalgas o en las de tu pareja tiene la forma de una mano, de la punta de una fusta como si se lee claramente la palabra «ZORRA» gracias a una pala muy especial que habéis comprado, esa marca va a necesitar atención. Tumba a la persona que ha recibido el azote en la cama, sobre tu regazo, o en otra superficie blanda. Después acaríciale con suavidad la espalda, los muslos y finalmente masajéale el culo despacio. Si todavía tenéis ganas de seguir con el juego y mantener vuestros personajes, dile a la otra persona que se ha portado bien y que ahora se merece un masaje como recompensa (nada negativo; eso entra dentro de lo que no se debe decir). Frota las zonas que han recibido más azotes con aceite de masaje o cremas calmantes. Si crees que pueden quedar cardenales (o incluso ya los hay), el masaje reducirá el dolor y mejorará la circulación. Los cuidados posteriores no son solo por el dolor físico de los azotes, también son importantes en el aspecto emocional. Si las sesiones son especialmente duras, el que los recibe seguramente necesitará después una dosis extra de cariño y que se le recuerde su valor. Todos los juegos de poder y degradación tienen que terminar en cuanto se paren los azotes para que no se produzca confusión emocional.

A la hora de escoger aceites de masaje y cremas es importante saber lo que te va a hacer falta. Si prefieres la vía totalmente natural, aceites esenciales como el de eucalipto despertarán la piel, mientras que el jazmín o la lavanda son calmantes. Si compras los aceites puros, hay que diluirlos con otros aceites de base como el de almendras o el de sésamo, porque los aceites puros en grandes dosis pueden ser tóxicos o incluso letales (¡no te olvides de leer las etiquetas!). Si no quieres preocuparte por eso compra aceites de masaje aromatizados en tiendas de artículos de baño. Elige aromas que no sean demasiado intensos y evita los aceites y las cremas que contengan alcohol, porque escuecen (y de un modo no demasiado sexy). Los mejores son los productos de masaje con aloe vera, karité, vitamina E y los aceites que producen calor. La sensación de calor calma la piel y os ayudará a los dos a relajaros después de ese ejercicio extenuante. Con suerte el masaje será tan calmante y sensual que os dejará preparados para ir en busca de un final feliz…

JUGUETES CON LOS QUE TUS PADRES NUNCA TE DEJARON JUGAR

Para los más curiosos, ahí va una lista de juguetes que te harán desear con todas tus fuerzas una buena sesión de azotes.

Plumeros. Son una forma sensual y seductora de empezar el jugueteo erótico. Estos plumeros representan la versión sexy y colorida (y limpia) de los plumeros de las doncellas francesas. Utilízalos para provocar y excitar a tu pareja hasta que se retuerza y no pueda aguantar más.

Fustas. Iguales a las que se usan en los hipódromos, las fustas son un instrumento muy común en los juegos del BDSM. Se trata de una vara larga con un mango y un trozo de cuero doblado en la punta que acaparará toda tu atención en cuanto la notes sobre tu piel.

Cañas de plástico o de madera. Se utilizan normalmente para el castigo corporal. Las cañas son ligeras y flexibles y se oyen cuando cortan el aire antes de notar su mordisco.

Palas. Hay docenas de tipos de palas diferentes. Son trozos de madera o de plástico largos y planos (a veces cubiertos de vinilo o de cuero) con mangos cortos. Las palas forradas de peluche dan golpes más suaves; las que tienen tachuelas aumentan el calor en todos los puntos que tocan; y las que tienen agujeros te harán gritar si te dan un golpe fuerte. Las palas con elementos impresos dejan diferentes marcas que van desde unos dulces corazones hasta palabras como «AMOR» o «ZORRA».

Gatos de nueve colas. Son un tipo de látigos. Tienen un mango con largas colas de cuero que producen un mordisco felino en la piel.

Látigos trenzados. También dentro de la categoría de los látigos, estos tienen un mango de cuero y unas colas trenzadas que normalmente están anudadas al final y de cuyos nudos nacen colas más pequeñas. Este látigo es para un juego de BDSM muy duro.

Guantes para azotar. Para no perder el atractivo del contacto, los guantes para azotar de cuero protegen del escozor de los golpes con la mano desnuda y aumentan el impacto en la persona que recibe el golpe. Algunos guantes tienen un relieve que intensifica la sensación de escozor.

Faldas de cuero para recibir azotes. Para las mujeres a las que les seduce que las azoten, estas suaves faldas de cuero están diseñadas para parecer unas faldas lápiz hasta la rodilla muy sexis por delante, pero por detrás dejan a la chica que las lleva literalmente con el culo al aire para un acceso óptimo a la hora de azotar. Unas correas de cuero mantienen la falda en su sitio y le dan un aspecto de bondage muy excitante.

3

¡Átame!

«Tú eres para mí un
delicioso
tormento.»

RALPH WALDO EMERSON

«Cupido da muerte
a unos con flechas
y a otros con redes.»

SHAKESPEARE,
Mucho ruido y pocas nueces

c･⤳

Jugar con cuerdas con tu pareja requiere mucha confianza, pero eso hace el juego aún más atractivo. Parte de la diversión del bondage es la sensación de aventura con una pizca de juego de roles. Atada e indefensa, ella puede jugar a ser una damisela en apuros o él puede coger las cuerdas y atarla para fingir que es el villano del cuento.

El elemento más importante del bondage es la percepción de control. No hace falta que los nudos sean perfectos; no estás amarrando un barco y no es probable que a tu pareja la arrastre la marea si no haces los nudos con pericia. Pero sí debes atarla lo bastante bien para que parezca real; como en el buen teatro, para conseguir el efecto deseado todo el mundo tiene que meterse en su papel, pero puede resultar difícil creerse la historia si los actores llevan espadas de cartón. Si te ves resistiéndote con unas ataduras tan sueltas que resultan inútiles tal vez te sientas un poco ridícula. Así que escoged los accesorios teniendo en cuenta lo que queréis representar y mantened la veracidad de la escena.

Pongámonos serios un momento. El sexo es genial, pero los accidentes relacionados con el sexo son justo lo contrario. Así que utiliza siempre la sensatez: no se debe dejar sola a una persona atada; siempre hay que tener una forma de desatar a la persona rápidamente en caso de incendio, inundación o apocalipsis zombi; solo debes realizar juegos de bondage con parejas en las que confíes y que sepas con seguridad que te van a desatar; y es obligatorio respetar siempre los límites del otro.

MIRA, ¡SIN MANOS!

EN QUÉ CONSISTE

La finalidad de atar a tu pareja no es mantenerla quieta; al atarle las muñecas lo que se pretende es que no tenga libertad para utilizar las manos. Atar las manos de tu pareja envía un mensaje muy claro: tú tienes el control y estás al mando de lo que está ocurriendo. Este mensaje es tan visual y simbólico como si fuera real, y una acción tan sencilla como esa te proporciona mil maneras de demostrar ese control.

MANOS A LA OBRA

Este juego se puede llevar a cabo en cualquier lugar y postura: sentados, de pie, inclinada sobre un sofá o apoyada contra la pared del ascensor. La única regla es que uno de los dos tiene que tener las manos atadas. Consideremos esto como un resumen del bondage o la actividad más básica de esa práctica. Consiste simplemente en que un miembro de la pareja quede privado del uso de las manos. Puedes hacer esto de muchas formas: ponte encima de tu pareja y sujétale las manos con las tuyas u ordénale que mantenga las manos por encima de la cabeza, amenazándole con castigarle si no lo hace. Para una verdadera sensación de bondage necesitaréis algún tipo de atadura física (¿una corbata tal vez?).

Puedes atar las muñecas juntas con las manos unidas, palma contra palma, o con las muñecas cruzadas. Con las palmas juntas el miembro de la pareja que está atado puede mover las manos y reajustar su posición si las ataduras se vuelven incómodas, pero algunos prefieren la imagen más elegante que dan las muñecas cruzadas. Dependiendo de las actividades que tengáis en mente, decide si quieres las manos atadas por delante o detrás de la espalda. Tener las manos a la espalda será un desafío mayor que tenerlas delante, pues afecta al equilibrio y te hace más susceptible a caer, lo que da una sensación de mayor vulnerabilidad (además hace que proyectes el pecho un poco hacia delante, lo que será un atractivo aña-

dido para tu pareja). Si vais a estar cambiando varias veces de postura, seguramente será más fácil si tienes las
manos atadas delante; así podrás utilizarlas como apoyo
para la postura de la felación o para apartarte el pelo de
los ojos, pero no disfrutarás de libertad suficiente para
tener ningún control. Esa sensación de indefensión es
justo lo contrario a lo que experimentarás si eres tú quien
ata a tu pareja, pero, como ocurría con los azotes, la parte
que tiene el control no es la única que disfruta del juego.

Nudos y caricias

EN QUÉ CONSISTE

No hay ningún problema con querer atar a tu pareja,
pero ¿luego qué? Seguro que querrás aprovechar la situación al máximo y cambiar las cosas, no solo tener el mismo sexo de siempre con algunos accesorios nuevos. Y la
mejor forma de conseguirlo es con caricias en los lugares
adecuados. El objetivo es doble: querrás volver loca a tu
pareja con suaves caricias que la lleven casi (pero no del
todo) al clímax y además sacarle partido a tu posición de
poder tomándote tu tiempo y aprovechando para tener
acceso a todo su cuerpo sin restricciones.

MANOS A LA OBRA

Para este juego solo necesitas a tu pareja y algo con lo que atarla. Hay muchísimas cosas en casa que pueden servirte: pañuelos, cinturones y corbatas son buenas soluciones, sobre todo para iniciarse. También se pueden utilizar vendas de material elástico, esposas de peluche y cosas así. Empieza despacio, sin muchas pretensiones, hasta que tu pareja y tú sepáis con qué os sentís cómodos. Si decidís usar algo que se cierre o se ate de forma definitiva, como por ejemplo bridas, cuerdas o cordones, tened cerca unas tijeras en caso de que sea necesario soltar las ataduras rápido. Las partes del cuerpo que normalmente querrás atar son las muñecas y los tobillos, pero ten cuidado porque ambas zonas son articulaciones llenas de nervios muy sensibles, tendones y arterias. Fíjate en que las ataduras no corten la circulación, y si vas a ejercer presión o colocar peso sobre ellas, repártelo atando diferentes puntos de la misma extremidad. Si planeas ponerte a ello muy en serio compra esposas o cuerdas especiales para bondage, siempre con la seguridad y el objetivo del juego en mente. Las cuerdas para bondage son de una gran variedad de materiales y tipos de cierre. Haz un nudo fuerte pero que dé un poco de sí para que tu pareja esté cómoda y pueda revolverse mínimamente. Es posible que tu pareja quiera que la ates de forma que tenga algo que agarrar en los momentos más ardientes de la pasión.

Una vez atada tu pareja, no vayas directamente a las zonas erógenas. Tócala y bésala lentamente por el esternón y baja hasta el abdomen. Esa zona es muy sensible por sí misma, y, además, la cercanía al área más erógena del cuerpo la hace excepcional para este tipo de excitación. Dedícale un tiempo a esa parte, pero no caigas en la tentación de seguir bajando: lo que quieres es retrasar la gratificación para ti y para tu pareja, así que no vayas directamente a enfilar la portería del otro equipo (o a la tercera base... Bueno, olvidemos los deportes: que nadie llegue al orgasmo todavía). Puedes estimular a tu amante con caricias suaves o roces «accidentales» con los dientes en las partes más sensuales, pero no te quedes demasiado tiempo en el mismo lugar. Ve moviéndote lentamente y deja claro que tú tienes el control de la situación tocando a tu pareja de forma impredecible y deleitándote en los preliminares. Recuerda que esto no es solo una excusa para toquetear a tu pareja sin que esta oponga resistencia (aunque eso también puedes hacerlo). La idea es tocarla de la forma que sabes que le gusta, y si no lo sabes con seguridad, este es un buen momento para averiguarlo. Después de un poco más de estimulación puedes mostrar compasión por tu amante y empezar a dedicarte a esa gratificación que has estado retrasando. Como antes, no permanezcas mucho tiempo en un mismo lugar; debes cambiar en cuanto tu pareja dé muestras de que empieza a acostumbrarse a lo que estás haciendo. Cuando veas que no deja de retorcerse y ya está más que a punto, elige cómo quieres acabar: con una seductora felación, con un revolcón rápido y furioso montada sobre él como una consumada amazona o como más te guste. Tú estás el mando.

ATADURAS Y MASAJES

EN QUÉ CONSISTE

Los masajes son una técnica sensual de lo más clásica que se ve hasta en los dormitorios más vainilla. Resultan excitantes por la sensación de piel contra piel, los suaves gemidos de placer, la parte física de todo el proceso... todo eso son formas de calentar el encuentro. Si le añades a la mezcla un poco de bondage, la combinación puede ser explosiva. Igual que con las ataduras y las caricias anteriores, el quid de la cuestión es el control. Tú tienes el control del cuerpo de tu pareja, y por suerte para él o ella tienes intención de portarte bien (de momento...). Podrías aprovechar para excitarte haciéndole pasar un mal rato a tu indefensa pareja o excederte un poco con los juegos de manos, pero la verdadera diversión está en ver cuántas formas hay de conseguir que tu amante te suplique que le des más.

MANOS A LA OBRA

A estas alturas seguro que ya dominas el tema de cómo atar a tu pareja. En este punto es especialmente importante que los nudos no estén muy apretados y que se noten cómodos. La idea es que tu chico esté atento a lo que le estás haciendo, no distraído por la cuerda que se le está clavando en las muñecas. Al principio puedes atarle tumbado boca arriba o encontrar una forma cómoda de atarle para tener un total acceso a la parte de atrás.

Puedes animar la escena con los trucos de toda la vida, como bajar las luces, poner un poco de música suave y encender unas cuantas velas para crear el ambiente necesario. Los aceites de masaje son siempre un buen toque, pero también se puede utilizar una crema con un olor agradable. Recuerda: los aceites de masaje funcionan también en otras partes del cuerpo aparte de la espalda.

Para empezar caliéntate las manos, con o sin el aceite para masajes, antes de ponerlas suavemente encima del cuerpo de tu pareja. Déjalas un momento ahí y después inicia el masaje. Para comenzar, dale un beso y masajéale detrás de la cabeza. Sin dejar de besarle, ve presionándole la columna con los dedos, empezando por la base del cráneo. Esa zona está llena de sensibles terminaciones nerviosas y puntos de presión; el suave contacto combinado con los besos os pondrá a ambos en la actitud correcta. No dediques mucho tiempo a ello, porque aunque la sensación sea deliciosa, demasiado masaje en esos puntos puede provocarle a tu pareja dolor de cabeza o dejarle los músculos resentidos. Al bajar concéntrate en los músculos más grandes, como los de los brazos y los hombros. Asegúrate de alternar entre masajear con fuerza las zonas más grandes y tocar con suavidad otros lugares sensibles como las muñecas, las manos y los pies. Puedes permitirte cierta dureza ya que tú eres la que está al mando, pero ten cuidado de no hacerle daño; un contacto vigoroso puede ser sensual, pero un músculo dolorido o un nervio pinzado no lo son. Presta atención a los ruidos que emite tu pareja. Conoces los sonidos que hace cuando se siente bien, así que escucha esos suspiros o gemidos reveladores que te indicarán si estás tocando el punto justo. Puedes alargar el masaje tanto como quieras. Cuando decidas acabar el juego puedes llevar a tu pareja al clímax con las manos, con la boca o cabalgando sobre él.

USO DE LAS LIGADURAS: FORMAS DE ATAR

EN QUÉ CONSISTE

Hay muchas formas de atar a tu pareja, pero ninguna puede superar a la innumerablemente probada posición de atarle con las piernas y los brazos extendidos. Es una posición cómoda que no necesita de raras contorsiones corporales pero que deja al miembro de la pareja que está atado totalmente accesible y a tu merced. Gran parte de la diversión de esta postura viene de su propia imagen, que puede parecer muy intensa porque tanto los pies como las manos están atados, pero eso solo hace que el resultado final sea todavía más explosivo.

MANOS A LA OBRA

Esta postura es fácil si se tiene una cama grande con cabecero y pie. Pero si vuestra cueva del amor todavía está en construcción, se pueden hacer unos cuantos arreglos para que cualquier dormitorio sea el lugar ideal. Compra tiradores de cajones baratos o incluso hembrillas y atorníllalos al armazón de la cama o a la pared que hay detrás en los lugares adecuados para atar los brazos y las piernas. Si tienes miedo de que te descubran hay formas de colocar esas sujeciones para que nadie las note. Una opción todavía más discreta es invertir en un juego de sábanas especiales para bondage con sujeciones para las cuerdas incorporadas; también se puede conseguir un efecto similar metiendo una cuerda o un cordón elástico bajo el colchón. Utiliza tu creatividad y seguro que encuentras una buena solución para la situación.

Tanto si es a un gancho como al cabecero, el siguiente paso es atar a tu pareja. Cada mano se ata a uno de los extremos de la cama o a un gancho y los tobillos se sujetan dejando las piernas abiertas. Sea cual sea el miembro de la pareja que está atado, aseguraos de que está cómodo, porque va a estar así un buen rato. En esta postura, el que está atado tiene todavía menos control físico sobre la situación, lo que puede asustar un poco. No olvidéis que puede participar en el control de la acción mediante pistas verbales. Esto resulta muy útil y divertido cuando estáis empezando, porque el que está inmovilizado tiene que pensar y verbalizar lo que quiere y dónde lo quiere. Cuando ya estéis más cómodos, podéis cambiar las reglas y dejar que la pareja encuentre su propia forma de volveros locos.

JUGUETEANDO: ATAR EN POSICIÓN SENTADA

EN QUÉ CONSISTE

El sexo atado a una cama es excitante, pero… sigue siendo sexo en una cama. Hay muchos más muebles en una casa a los que se puede atar a alguien. Las sillas son una buena opción y proporcionan una experiencia diferente a la cama porque el miembro de la pareja que está atado, aunque esté bien seguro a la silla, permanece erguido y puede contemplar lo que ocurre a su alrededor.

MANOS A LA OBRA

Hay diferentes formas de atar a alguien a una silla, que dependen principalmente del tipo de silla que tengas en mente. Las de cocina suelen tener listones o travesaños a los que atar las ligaduras y están hechas de madera sólida u otros materiales que son fáciles de limpiar después de la diversión. Si la silla tiene brazos, estos son un buen sitio para atar las muñecas de tu pareja, pero esa configuración puede limitar el acceso y el movimiento más de lo deseable. Con una silla sin brazos se pueden atar las muñecas detrás de la espalda o sujetarlas a los lados de la misma. Inmovilizar los pies es fácil: los tobillos se sujetan a las patas de la silla o el uno al otro, con las rodillas juntas o separadas dependiendo de lo que hayas planeado. Si vas a jugar con cuerdas y muebles pequeños como las sillas, asegúrate de colocarla sobre una superficie sólida y procura que no se caiga durante la actividad sexual.

Como la posición sentada le da a tu pareja unas buenas vistas, utiliza eso en tu beneficio y monta un espectáculo que merezca la pena. Tienes una audiencia, así que aprovéchate. Puedes dedicarle un baile sobre el regazo o un striptease, o bien ponerte un disfraz o accesorios sensuales y disfrutar de que tu pareja solo puede mirar, no tocar. A diferencia de las situaciones descritas anteriormente en las que la idea era que los contactos fueran sorprendentes e inesperados, en este caso querrás que tu

«La mejor manera de librarse de la **tentación** es caer en ella.»

OSCAR WILDE,
El retrato de Dorian Gray

pareja vea con antelación lo que vas a hacer para que reciba el siguiente mensaje: «¡Te voy a tocar aquí… porque quiero!».

La desventaja de estar atado en una silla es que el acceso a las partes más sensuales queda limitado, sobre todo si el miembro atado es el que tiene una vagina entre sus atributos. Se puede superar este inconveniente reservando la silla solo para los preliminares y después activar el botón de eyección (es decir, simplemente desatar los nudos) antes de que los dos terminéis, o ser creativo y un poco flexible. Si el que está atado es el chico, la tarea es mucho más fácil: tiene el mejor asiento de la sala para recibir una felación que le haga encoger los dedos de los pies. Si la silla es robusta, puedes subirte a ella también y disfrutar de un poco de sexo tórrido cara a cara.

DE RODILLAS

EN QUÉ CONSISTE

El bondage trata de poder y de control, ¿y qué mejor forma de demostrar ambas cosas que practicar una técnica de bondage que mantenga a la persona atada y arrodillada? La postura de rodillas es un potente símbolo de sumisión, así que será especialmente excitante para el miembro de la pareja atado, que podrá jugar a estar indefenso y dominado, y para la parte dominante, que disfrutará de esta demostración de sumisión ciega desde una posición superior y más poderosa.

MANOS A LA OBRA

Hay muchas formas de atar a tu pareja de rodillas. No hace falta que le inmovilices todo el cuerpo; puedes usar las técnicas descritas anteriormente para sujetarle las muñecas y ordenarle que se arrodille o guiarle con tus propias manos. Ese tipo de juego de poder externo resulta mucho más sexy combinado con la postura de sumisión. Si prefieres la solución de bondage total, puedes utilizar una variación de la postura del jabalí, de la que hablaré un poco más adelante. Para esta modalidad haz que el miembro de la pareja que va a quedar atado se arrodille en una posición cómoda con las manos a los costados. Después ata cada muñeca con su tobillo correspondiente (la izquierda con el izquierdo y viceversa), dejando suficiente cuerda para que la persona permanezca arrodillada con comodidad, pero no tan suelta como para que pueda utilizar las manos. Esta postura puede hacer que quien está atado pierda el equilibrio, y como tiene las muñecas atadas no podrá parar la caída, así que sujétale con la mano y no le dejes nunca solo.

La posición arrodillada proporciona unas vistas excelentes y deja al miembro de la pareja que está atado a la altura perfecta para practicar sexo oral. Si no podéis hacerlo cómodamente estando uno arrodillado y otro de pie, utilizad diferentes sillas o haced que uno se siente en el borde de la cama. Lo hagáis como lo hagáis, esta postura ofrece a la vez unas vistas increíbles y un buen posicionamiento.

POSTURAS CURIOSAS CON CUERDAS

EN QUÉ CONSISTE

Si las cuerdas te hacen calentar motores, estás de suerte: el número de formas que hay de atar a alguien es infinito siempre que tengas suficiente cuerda y una pareja bien dispuesta. Hay diferentes combinaciones de bondage para los distintos tipos de juegos y posiciones. En todos los casos la diversión está sobre todo en el juego de poder, pero también parcialmente en el teatro que le pones al juego. El bondage avanzado aumenta la intensidad para ambos miembros de la pareja, tanto porque el que está por encima tiene más control, como porque la persona atada tiene menos y además menores posibilidades de movimiento. Este tipo de bondage también suele proporcionar mejores imágenes y es más intenso, lo que multiplica el efecto. En estos casos hay que tener en cuenta la misma advertencia que en los anteriores: ser sensato, utilizar el sentido común y no dejar a una persona atada sola. Debido a que estas técnicas necesitan más cuerda y conllevan cubrir más parte del cuerpo con ella, pueden resultar algo más peligrosas que las de iniciación. Pero si se realizan con seguridad harán que tus sesiones de sexo sean increíblemente pervertidas y muy divertidas.

MANOS A LA OBRA

El jabalí

Seguro que has visto muchas veces la imagen de un jabalí con las cuatro patas atadas y colgando de un palo. Pues esta postura es una versión de esa imagen en la que las muñecas y los tobillos de la persona están atados y después unidos con otra cuerda por delante del cuerpo o tras la espalda. Esta modalidad imposibilita el movimiento a la persona atada. Primero átale las muñecas y seguidamente los tobillos a tu pareja. Después coge otra cuerda y pásala entre las anteriores o une de alguna forma las ataduras de las muñecas y los tobillos. Ajusta la cuerda de conexión para acercar más ambas zonas (siempre hasta el punto que le resulte cómodo a la persona atada). Ahora échale un vistazo a tu obra: tienes delante de ti un regalo muy bien atado. Seguramente no podrás tener sexo con tu pareja en esta posición, pero es genial para los preliminares o para un juego de dominante-sumiso.

La rana

La rana es una versión más utilitaria de la postura del jabalí que sí te da acceso a las partes más sensuales de tu pareja y permite el sexo oral, utilizar algún juguete y muchas otras cosas divertidas. Hay distintas variantes de esta postura. En la técnica más avanzada se atan los tobillos a las pantorrillas junto a la cadera, de forma que las rodillas queden obligatoriamente dobladas (como las de una rana) y la persona atada no pueda moverse. Aunque la forma más simple de lograrla es sujetar la muñeca al tobillo correspondiente. Eso le da a la persona atada más capacidad de movimiento que la versión más avanzada, pero también es una posición más cómoda y más fácil de lograr. Se trata de una postura genial porque funciona en varias posiciones: quien está atado puede tumbarse con los brazos junto al costado, lo que le obliga a tener los tobillos atrás y separados, o puede sentarse o incorporarse apoyándose contra algo.

Una versión un poco más dura es la postura de la rana saltando. Es esencialmente la modalidad de la rana con la persona atada tumbada boca abajo. El inconveniente principal es que se vuelve dolorosa muy rápidamente, así que no intentéis pasar mucho tiempo así porque se ejerce demasiada presión sobre el cuello y los hombros. Para esta postura el miembro de la pareja que va a estar atado debe arrodillarse en la cama (si decidís practicar esto en algún sitio que no sea la cama, hacedlo sobre una superficie blanda y cómoda o la persona se hará daño) y el otro tiene que tirar de cada brazo hacia atrás, colocarlo entre las piernas y atarlo a su tobillo correspondiente (el derecho con el derecho y viceversa). Hecho esto, tu pareja estará tumbada con la cabeza y los hombros apretados contra la cama y el trasero en el aire. Es una postura muy excitante para dar azotes o para la penetración desde detrás, y resulta muy sexy solo de verla.

La pelota

Esta postura es tan sencilla, tan fácil de hacer y puede utilizarse combinada con tantas posturas sexuales diferentes que no sé cómo no ha alcanzado mayor notoriedad. Túmbate boca arriba sobre la cama y acerca las rodillas al pecho como si quisieras hacerte una bola. Rodea las piernas con los brazos, que tu pareja te ate las manos y ya está. Con un sencillo nudo te convertirás en una pelota totalmente incapacitada pero muy, muy sexy. Esta postura deja el culo y las zonas sexuales expuestas, lo que hace que sea perfecta para practicar el bondage antes de los azotes.

OTRAS OPCIONES DE MATERIALES PARA ATAR

Hemos hablado de cuerdas, pero se puede ser creativo en lo que respecta al equipo de bondage. Esa corbata vieja que usabas ya está un poco raída…

Cuero

Las ataduras de cuero son fuertes y cómodas, con cierto lustre y una apariencia atrayente. Los accesorios pueden marcar una gran diferencia en el juego del bondage, ya que ayudan a meterse en el ambiente. El cuero en la cama puede resultar de lo más pervertido…

El equipo de cuero básico incluye esposas de cuero, collares y otras prendas sexis como corpiños o corsés. Estos pueden ser útiles en el juego del bondage porque suelen tener tiras o cordones que permiten atarlos a otras cosas. Pero lo mejor de los accesorios de cuero es la imagen que proporcionan: el cuero es sexy. Y como lo que buscamos es la imagen, si a ti y a tu pareja no os van las pieles, en internet podréis encontrar todo tipo de accesorios perfectos para estos fines hechos de material sintético que imita al cuero.

Metal

Las ligaduras de metal resultan útiles porque son fuertes, resistentes y el tipo de cierres que llevan hacen que sean fáciles de poner o de quitar. Estas ligaduras metálicas, por ejemplo las esposas, son menos cómodas que las ligaduras más blandas y pueden dejar marcas si la persona que está atada tira de ellas, así que tenedlo en cuenta cuando planeéis las sesiones de sexo.

Estos objetos son muy básicos. Se pueden encontrar las típicas esposas para muñecas y tobillos y además de otras más exóticas. También hallaréis en el mercado esposas de peluche que están cubiertas de un material suave que las vuelve más cómodas. Para juegos más avanzados, se pueden añadir barras de sujeción o barras separadoras para mantener separados los tobillos atados de la otra persona o para inmovilizar los brazos como en un cepo. El metal, igual que el cuero, se utiliza sobre todo por la imagen que ofrece: las ligaduras de metal son duras, frías e inflexibles, lo que hace que sea al material perfecto para cuando el juego se pone duro.

Cuerda

Hay miles de tipos de cuerdas diferentes que se pueden usar para el bondage y hay todavía más tipos de cuerda que no deben utilizarse para esta práctica. Encontrarás cuerdas en cualquier tienda de bricolaje y decoración (si tienes que pedirla, di que estás construyendo un columpio o algo. Y te aconsejo que dejes este libro en casa…). Busca una cuerda cuyo contacto sobre la piel sea suave y que pueda anudarse bien sin soltarse. Materiales como el algodón, el nailon o el cáñamo siempre son una buena apuesta. Si quieres algo más áspero, la cuerda de pita o de alguna otra fibra natural también servirá.

Y ya que estás en la tienda, tal vez sería una buena idea adquirir además hembrillas o ganchos que se puedan fijar a la cama para hacer unas cuantas configuraciones divertidas con la cuerda.

Otros materiales

Si de verdad quieres jugar con el bondage, puedes encontrar todo lo que necesites en cualquier sexshop en internet. Sí, se puede jugar con las cosas que tienes por casa, pero los mejores accesorios son los que están diseñados específicamente para ese uso. Las dos herramientas fundamentales de este tipo son las tiras con velcro y la cinta de bondage.

Las tiras con velcro son tan rápidas y fáciles de cerrar como los accesorios de cuero o de metal, pero mucho más cómodas. Con estas tiras se pueden probar posturas que son complicadas de atar sin ayuda. Las hay para las muñecas y los tobillos que funcionan igual que las esposas, y otras diseñadas para posturas específicas, como unas tiras especiales para realizar la postura del jabalí.

La cinta de bondage es genial; además, es el único tipo de cinta que debe utilizarse para esta práctica porque está diseñada especialmente para colocarla sobre la piel. Otras cintas adhesivas, sobre todo la cinta americana, son difíciles de quitar de forma segura; la cinta de bondage, sin embargo, puede usarse como ligadura, para tapar los ojos o para cualquier cosa que se te ocurra.

4

¡Excítame!

«Y hago eso solo para verla, para sentir su cercanía, que causa en mí el mismo efecto que la música, que la poesía.»

RITTER VON LEOPOLD
SACHER-MASOCH,
La venus de las pieles

«Cuando veo un bonito par de pantorrillas cubiertas con medias de seda siempre deseo poder mirar lo que hay más arriba…»

Anónimo,
extraído de
«Las confesiones de la señorita
Coote», publicado en *La Perla*

L as imágenes, los sonidos, los olores, los sabores y las sensaciones… Utilizamos los sentidos todos los días para explorar el mundo que nos rodea. Si nos privamos de los sentidos o los alteramos, eso afecta a la forma en que lo experimentamos todo, incluido el sexo. Este capítulo trata de la manipulación de los sentidos para conseguir un sexo alucinante y maravilloso. Esta técnica a veces se denomina «juego de sensaciones» porque se centra en lo que se siente y en cómo se siente. En este capítulo hablaré de todo lo que tiene que ver con algunos clásicos traviesos y divertidos como tapar los ojos o usar hielo y cera caliente y también introduciré algunas técnicas más sofisticadas, como la de utilizar las bolas Ben Wa (bolas chinas) y la de practicar sexo con auriculares.

Vendar los ojos: puntos básicos

⌒Ɔ⌒

EN QUÉ CONSISTE

Vendar los ojos es uno de los juegos más básicos en una relación sexual. Si tienes los ojos tapados, no te distraerá la pila de ropa para la colada o la hora del despertador y así te centrarás en el placer del momento. Es además una forma de privación sensorial en la que se anula un sentido para reforzar los otros. Cuando caminas por una habitación a oscuras no te queda más remedio que concentrarte en lo que te rodea y extender la mano para tocar los objetos con los que te encuentras. Aunque hayas cruzado esa habitación diez veces al día durante mucho tiempo, resulta una experiencia totalmente diferente si lo haces a oscuras. Ocurre lo mismo con el sexo con los ojos vendados y además se añade el elemento sorpresa (nunca sabes cuándo o dónde te van a tocar), y esa combinación es siempre una apuesta ganadora.

MANOS A LA OBRA

Es fácil encontrar algo para vendar los ojos. Se puede utilizar un pañuelo suave, un trozo de tela, una camiseta o un antifaz para dormir… Cualquier cosa que resulte cómoda y se quede en su sitio durante el tiempo necesario. Una vez encontrado el accesorio adecuado, tápale los ojos a tu pareja con él. La venda debe quedar ceñida, ser cómoda y no bloquear la respiración.

Para empezar, el miembro de la pareja con los ojos vendados debe tumbarse boca arriba. Desprovisto de visión, estará más sensible a tu contacto, así que utiliza eso en tu beneficio. Excítale con toques leves e inesperados por todo el cuerpo, prestando mayor atención a las zonas erógenas alrededor de las orejas y el cuello, los pezones y todo el camino hasta los genitales. No podrá ver dónde le vas a tocar después ni cómo, así que sé impredecible y siempre tócale leve y suavemente. Mientras excitas a tu pareja, fíjate en cómo responde o en cómo se mueve y sigue lo que te indique. Utiliza la boca para añadir más sensaciones, besándole por el estómago o succionándole el lóbulo de la oreja antes de soplarle en el cuello, lo que seguro le provocará un escalofrío. Cuando tu pareja y tú os acerquéis al orgasmo, puedes quitarle la venda de los ojos o montar a tu compañero todavía enmascarado mientras ambos os dirigís cabalgando hacia el atardecer…

Sexo a través del oído

EN QUÉ CONSISTE

La música y el sexo combinan tan perfectamente como el vino y el queso (¿o tal vez el vino y el sexo?), pero con esta técnica conseguirás alcanzar un nuevo nivel. Vas a utilizar un par de auriculares y una lista de canciones cuidadosamente seleccionadas para bloquear cualquier ruido externo. Igual que con el antifaz para tapar los ojos, todo esto funciona gracias a la privación sensorial y al poder de un buen ritmo. Y si lo combinamos con los ojos tapados puede ser mil veces más orgásmico (con una gran O mayúscula).

MANOS A LA OBRA

El primer paso es escoger una canción y hacerse con un par de auriculares para ponérselos a tu pareja. Elige una canción que le gustaría escuchar y procura que se corresponda con el tono general que le quieres dar al momento. Esta técnica funciona muy bien con canciones lentas y sensuales y también con ritmos rápidos y que te harían mover las caderas; solo hay que asegurarse de que el sexo se ajustará al ritmo elegido. Una vez escogida la canción y preparados los auriculares, ya estará todo listo. Véndale los ojos a tu pareja y después pídele que se ponga los auriculares y encienda la música poniendo la canción en modo repetición o haciendo que la lista de reproducción se repita automáticamente al llegar al final. Ahora tu pareja va a sufrir una privación sensorial todavía mayor que antes y tendrá que centrarse en tu contacto y dejar a un lado las distracciones. Empieza de una forma muy provocativa, igual que cuando solo tenía los ojos tapados; como toda su atención está centrada en ti, cualquier mínimo contacto conseguirá grandes resultados. Utiliza las uñas para arañarle suavemente el pecho y clávaselas con cuidado sin llegar a dejarle marca. Con la boca, bésale o chúpale algunas zonas sensibles del cuerpo como la parte interna de la cadera y sorpréndele con un lametón rápido rodeando la cabeza del pene. Cuando estés preparada, ponte a horcajadas sobre él e introdúcelo en tu interior. Mueve el cuerpo rítmicamente, al compás de la música, todavía con un contacto muy leve y caricias suaves hasta que la canción (y tu pareja y tú) llegue a un momento de *crescendo*.

Después podéis intercambiar las posiciones para hacer un bis.

LISTA DE CANCIONES PARA JUEGOS ERÓTICOS

Ahí van unas cuantas canciones con las que podéis probar esta aventura auditiva. Si ninguna de estas canciones os dice nada, intentadlo con otros sonidos estimulantes como el tictac de un metrónomo, música clásica sin letra o una canción que tenga un bajo muy potente.

Madonna «Justify My Love»

Bruce Springsteen «I'm on Fire»

TLC «Red Light Special»

Boys II Men «I'll Make Love to You»

Katy Perry «Dressin' Up»

Foo Fighters «Everlong»

Janet Jackson «The Velvet Rope»

Nine Inch Nails «Closer»

Aaliyah «Rock the Boat»

The Cars «Who's Gonna Drive You Home»

Garbage «1 Crush»

The Black Keys «The Only One»

Next «Too Close»

Deftones «Passenger»

Usher «Love in this Club»

Marvin Gaye «Let's Get it On»

Barry White «Can't Get Enough of Your Love»

FRÓTATE CONMIGO

EN QUÉ CONSISTE

Otra forma de jugar con las sensaciones es incluir diferentes texturas en el juego. Las telas u otros materiales crean diferentes sensaciones cuando se frotan, se rozan o se acercan al cuerpo, y puedes elegir diferentes materiales según la reacción que quieras conseguir en tu pareja. Esta técnica funciona especialmente bien cuando tus sentidos y los de tu pareja están acentuados por la privación sensorial.

«Mi lengua queda rota,
un suave fuego corre
bajo mi piel,
nada veo con mis ojos,
me zumban los oídos.»

SAFO

MANOS A LA OBRA

Recopila varios materiales diferentes. Los clásicos son los tejidos sensuales como la seda o la piel y también plumas, en un plumero o sueltas. Estos y otros materiales suaves como la lana o el buen algodón son agradables y eróticos, así que puedes usarlos para acariciar con suavidad las sensibles zonas erógenas de tu pareja. Disfruta provocando: utiliza una pluma o seda para ir bajando por el torso de tu amante y trazar círculos por su abdomen.

Los materiales más duros se utilizan para lograr tipos de sensaciones distintas. Usa guantes de cuero o de lana para acariciar el pecho o la mejilla de tu pareja o simplemente para agarrarle el brazo. Prueba con otros tejidos que encuentres por tu casa como tela vaquera, felpa o punto para ver qué os gusta más.

Los cepillos también son una muy buena herramienta para este juego, y seguro que en tu propia casa tienes de muchas clases: del pelo, de la ropa o incluso cepillos de dientes, que aplicados en zonas muy sensibles pueden tener un efecto sorprendente.

FRÍO Y CALOR

EN QUÉ CONSISTE

El hielo es un instrumento de seducción fantástico, sobre todo cuando las cosas se ponen muy calientes. El frío impresiona, deja una estela de agua fría resbalando por tu espalda, y si lo dejas sobre la piel quema unos momentos hasta que te acostumbras a su temperatura. Esa mezcla de sensaciones (la impresión, el frío rastro del agua helada y la quemadura del cubito de hielo) es lo que hace que usar hielo durante el sexo sea tan sexy y tan caliente. El hielo estimula puntos sensibles por todo el cuerpo, y utilizar el hielo para refrescarte la boca antes de hacer alguna otra actividad resulta muy excitante. Durante el sexo es todavía más provocativo cuando se juega con el calor de los cuerpos en contraposición al frío que desprende el hielo.

MANOS A LA OBRA

Empieza con un cubito de hielo. Es una buena idea meterlo debajo del agua del grifo justo después de sacarlo del congelador para que no se te quede pegado a la piel. Haz que tu pareja se tumbe boca arriba. Empieza me-

tiéndote el cubito en la boca y saboréalo; luego baja ro-
zándole con los labios por su pecho, después su estómago y por fin el pene. Introdúcelo en la boca y deja que
sienta el cambio de temperatura. Cuando tu boca haya
vuelto a calentarse, sácate el pene lentamente y sóplale
muy suave para provocarle otro escalofrío. Como ya se
habrá calentado un poco, refréscale volviendo a pasarle
el hielo con los dedos por el cuerpo con mucha lentitud.
Céntrate en las zonas erógenas más sensibles como las
muñecas, detrás de las orejas o incluso los pies. No dejes
de mover el cubito para que la sensación sea muy leve y
excitante; si te entretienes mucho en un punto puede
que eso le provoque a tu pareja más frío del que te gustaría. Recórrele el cuerpo con el hielo y después sigue el
mismo camino con la boca con besos y breves lametones
para que note el contraste entre el frío del hielo y el calor
de tu boca.

Los juegos con el hielo no solo se pueden hacer con
cubitos. Prueba a congelar agua dentro de una pajita
para conseguir una sensual varita helada. Y si quieres ser
la reina del hielo, congela agua dentro de un condón
guardado dentro de un canutillo de cartón como el del
papel de cocina o algo similar que tengas en casa y ob-
tendrás un consolador de hielo que os dejará a los dos
temblando y pidiendo más.

La poesía de la cera:
la cera caliente en el sexo

EN QUÉ CONSISTE

Un goteo de cera caliente: la sola imagen ya es sexy y pervertida. Igual que con el juego con el hielo, la diversión de la cera está en las nuevas y excitantes sensaciones y en los cambios de temperatura. Hay que tener mucho cuidado cuando se juega con fuego, pero la cera caliente es segura... y abrasadoramente sexy.

MANOS A LA OBRA

Muchos sexshops venden velas para este tipo de juegos; incluso existen unas que se funden a baja temperatura. Puedes usar velas de parafina, pero quedan excluidas las perfumadas o de colores porque contienen productos químicos que causan irritación. Incluso se puede empezar con una velita de cumpleaños: tienen menos cera, por lo que son más fáciles de manejar, sobre todo para los principiantes. Con la cera es mejor comenzar muy despacio e irse acostumbrando gradualmente a sentirla caer y resbalar por tu cuerpo. Empieza encendiendo la vela y dejándola consumirse un poco hasta que tengas un pe-

«En este huerto al abrasador mediodía espero oír el revoloteo de tus pasos llegándome desde la penumbra.»

SAFO

queño charquito de cera. Mete el dedo en el charquito para cubrirlo de cera y después vuelve a hundirlo en la cera fundida para que se pegue más a tu dedo. Acércalo al cuerpo de tu pareja y dibuja líneas y espirales sobre su piel. Esta técnica es muy suave y se puede usar incluso en zonas sensibles como los pezones si tu pareja se siente a gusto con la temperatura y la sensación.

Cuando los dos estéis cómodos con esto, prueba a dejar gotear cera directamente sobre el cuerpo de tu pareja.

Empieza vertiendo o dejando gotear la cera sobre su mano. Si le gusta la sensación puedes pasar a derramarla sobre los muslos o las piernas, la espalda o las nalgas. La sensación varía si se deja caer la cera desde diferentes distancias o si se sopla antes de que caiga. Si la vela está lejos de la piel cuando caiga la cera, esta se enfría antes de llegar al cuerpo, lo que evitará quemaduras. También se puede retirar la cera nada más caer y utilizar la boca para refrescar la piel caliente. Hay múltiples opciones para personalizar esta técnica, así que juega con tu pareja. Solo debes recordar que todo esto debe ser caliente… sin llegar a quemar.

LAS BOLAS BEN WA

EN QUÉ CONSISTE

Este accesorio sexual lleva utilizándose muchos años y recibe diferentes nombres: «bolas chinas», «bolas de geisha» o directamente «bolas orgásmicas». Este juguete se puede encontrar donde se venden los mejores juguetes sexuales: en internet. Las bolas Ben Wa son un accesorio con dos pequeñas bolas con un peso en su interior, normalmente unidas con una cuerda o un hilo, que se insertan en la vagina. Estas bolas pueden utilizarse para ejercitar los músculos o para proporcionar placer. Para que no se salgan, la chica en cuestión tiene que flexionar los músculos pubocoxígeos, lo que los refuerza igual que los ejercicios de Kegel. Solo por eso ya deberías salir corriendo a comprarlas. La forma de las bolas y los pesos que llevan dentro hacen que estas se muevan y vibren y así estimulan a la mujer de una manera nueva y excitante. La sensación se intensifica a medida que te vas moviendo, y la naturaleza… «portátil» de este juguete da mucho juego a la hora de encontrar oportunidades sensuales para usarlas.

«El hombre debe hacer lo que más le gusta a la muchacha y conseguirle todo lo que ella quiera. Le procurará juguetes que apenas conocen otras muchachas y le enseñará bolas teñidas con varios colores y otras curiosidades de la misma clase.»

VĀTSYĀYANA,
Kamasutra

MANOS A LA OBRA

Primero hay que lubricar las bolas, bien con un lubricante bien con la boca. Introdúcelas con cuidado y lentamente en la vagina. Una vez insertadas, prueba la sensación levantándote y caminando un poco. Cuando estés cómoda con las bolas, tu pareja o tú podéis probar a «llevarlas» por casa para hacer cualquier tarea o los asuntos cotidianos. Sacar los juegos sexuales del dormitorio puede resultar algo increíblemente sexy.

Hay muchos movimientos y actividades que puedes hacer con tu pareja para sacarle el mayor partido a las bolas Ben Wa. Cualquier movimiento que haga que estas se agiten creará nuevas, interesantes y excitantes sensaciones. Intenta posturas sexuales u otros movimientos que produzcan algún tipo de balanceo, como los azotes, o utilízalas como un vibrador. Las bolas Ben Wa tienen un efecto único. Prueba y descubre las cosas que te funcionan a ti.

ENSÉÑAME LOS DIENTES

EN QUÉ CONSISTE

Morder es una buena técnica para los principiantes porque no necesita accesorios y es una forma de experimentar con un poco de dolor (aunque no demasiado…). Los mordiscos conectan con el lado más primitivo del sexo y siempre han sido un signo de pasión, tanto las mordeduras como las marcas que dejan.

MANOS A LA OBRA

Inicia la sesión de mordiscos sensuales con besos igual de sensuales. Cuando las cosas se pongan calientes, muerde suavemente los labios de tu pareja y después ve bajando. Rózale con los dientes los labios y la mandíbula. Sigue bajando y mordisqueándole de arriba abajo, como si quisieras devorarle. Concéntrate en las zonas erógenas, muérdele (con cuidado) el cuello y las orejas, continúa por la cadera y acaba en los genitales. No pases mucho tiempo en el mismo sitio o los mordisquitos y los roces con los dientes dejarán de ser sexis.

TRABAJO DE CAMPO: SEXO EN LUGARES CASI PÚBLICOS

EN QUÉ CONSISTE

Parte de la diversión de los juegos de sensaciones es que se experimenta el sexo de una forma totalmente nueva.

Salir de nuestra zona de comodidad también puede ser emocionante y hacer que el sexo sea aún mejor. Pero ¿adónde ir una vez que se ha tenido sexo salvaje y con los ojos vendados en todas las superficies de la casa? Pues afuera.

MANOS A LA OBRA

La parte más difícil de esta técnica es encontrar un buen lugar fuera de casa. El sexo dentro de una cabina telefónica en una calle llena de gente suena excitante, pero los cargos por escándalo público no. Además, no hace falta que los lugares sean tan públicos para sentir que estás haciendo una travesura y que se te acelere el pulso. Si tienes suerte tendrás un gran patio vallado sin vecinos curiosos para hacer una prueba. Si no, tendrás que usar la imaginación. Busca un cerro con hierba, extiende una manta y ponte manos a la obra. Y mientras te dedicas a ello déjate embargar por el olor de la hierba, el sonido de los pájaros y la sensación del viento sobre la piel. Ese ambiente nuevo y la posibilidad de que alguien os pille en el acto aumentarán la excitación sexual.

5

Sumisión

«Pero, pese a todo, la pobre Louisa, a la larga, resistió mejor de lo que hubiera podido esperarse. Y aunque sufrió —y bastante—, fiel a nuestra vieja causa, sufrió con placer, disfrutando su dolor.»

JOHN CLELAND,
Fanny Hill, memorias de una cortesana

«Le quité la túnica, cuya transparencia apenas ocultaba ninguno de sus encantos; pero ella pugnó por conservarla, aunque con la flojedad de la que ansía la victoria, y se aviene de buen grado a caer vencida.»

OVIDIO,
Amores;
Libro primero, elegía quinta

Introducción
Qué es la sumisión

A algunos, eso de adoptar el rol de sumiso les suena a algo que parece consecuencia de haber perdido una apuesta. El sumiso o «pasivo» en una relación BDSM debe ser obediente, asumiendo cualquier papel o aceptando cualquier castigo que le exija la otra parte. Algunas parejas incluso llevan esto más allá del dormitorio y los sumisos son «esclavos», o, para decirlo más claro, están con su consentimiento bajo el dominio de sus parejas, que tienen el poder de decidir varios parámetros de la conducta de sus sumisos. Aunque este tipo de sumisión es extrema, es posible explorar en cierto modo las dinámicas propias de esta práctica cuando tu pareja te sujeta o te ata.

Si se compara con la otra parte de la ecuación, es decir la dominante, eso de la «sumisión» parece que no tiene ninguna gracia. Pero no es así. Ser la parte sumisa es muy sexy, tanto porque tu cuerpo está químicamente predispuesto para que te guste como porque en una sociedad en la que adquirir poder y escalar posiciones es lo que prima, apartarse del camino y dejar que te dominen puede ser una agradable novedad. En este capítulo exploraremos las razones por las que obtenemos placer con un poco de dolor y el secreto que nadie quiere que se sepa: que los sumisos son los que realmente tienen el control. Si crees que te has portado mal últimamente, unos cuantos consejos de obediencia te ayudarán la próxima vez que te encuentres atada, excitada o en proceso de domesticación. Hazte un favor y déjate someter.

POR QUÉ ES EXCITANTE SER SUMISO
El placer del dolor

LA EUFORIA QUE PROVOCAN LOS AZOTES

Como parte sumisa, tu dominante puede pedirte que hagas toda una serie de cosas durante un encuentro sexual especialmente picante: que le presentes tu culo desnudo a su ansiosa pala de azotes con tachuelas, que pruebes sus nudos marineros o que te dejes excitar con la cera de una vela. Si nunca has probado esto antes, el miedo ante el posible dolor hará que te resulten intimidantes. Por suerte, el cuerpo tiene defensas naturales para gestionar esas dosis de incomodidad y convertirlas en un pico de euforia.

Al experimentar dolor, tanto si es por machacarte un dedo del pie como por cortarte en la mano o porque tu pareja te está azotando por haber sido mala, el cerebro libera endorfinas, que son sustancias químicas que conectan con los receptores opioides de tu cerebro y que minimizan la forma en que experimentas el dolor. Estas sustancias funcionan igual que drogas como la morfina o la codeína (sin la molesta adicción que causan estas): se crea una sensación de euforia y bajan los niveles de estrés. Este fenómeno es también el que produce la famosa «euforia del corredor»; cuando la gente hace ejercicio, sus cerebros liberan endorfinas para distraer al cuerpo del cansancio de la actividad física (considerémoslo la forma que tiene la naturaleza de recompensarnos por ir al gimnasio). Ciertos alimentos también son conocidos por liberar endorfinas. El chocolate es uno de ellos —seguro que a nadie le sorprende—, pero también lo son las guindillas. Por eso a algunas personas les encantan las comidas picantes; saben que eso les hará pasar un mal rato, pero cuando muerden la guindilla y notan esa primera oleada de picante y dolor, sus cuerpos inmediatamente producen endorfinas para calmar y excitar al mismo tiempo, lo que provoca que deseen repetir.

Ser la parte que recibe un castigo moderado es como darle un buen mordisco a una guindilla. Es picante y pone los nervios de punta solo de pensarlo, pero el cuerpo está preparado para ello. Que te azoten durante una sesión sexual con tu dominante le da a tu cuerpo más razones para generar esa variedad de productos químicos positivos que al final te llevarán a un clímax aún más potente.

LOS AZOTES SON BUENOS PARA LA SALUD

El acto de sumisión es excepcionalmente catártico, pues libera la tensión, el estrés e incluso el sentimiento de culpa. La acumulación de estrés de una persona normal, tanto por el trabajo, la familia, los asuntos económicos como por cualquier otra razón, puede ser abrumadora incluso en el mejor de los casos. Mientras que algunas personas buscan formas de reducirlo practicando ejercicios cardiovasculares, yoga o mirando compulsivamente su extracto del banco por internet para asegurarse de que todas sus facturas están pagadas, otras eligen el enfoque de: «Fóllame y que me duela».

La liberación de la tensión acumulada es, en gran parte, la razón del éxito de la sumisión. La gente habla del sexo de reconciliación de este tipo como de algo fenomenal. Aparte de por el aspecto emocional que dice «te quiero y nada va a poder separarnos», esto ocurre porque muchas veces uno todavía sigue enfadado con la otra persona y de esta forma puede canalizar su frustración hacia un encuentro sexual agresivo y de alto voltaje. El sexo de reconciliación es bueno para la relación, pero también es bueno para quitarle hierro al asunto y relajarse. Este es solo un ejemplo de cómo pueden desarrollarse tus sesiones de sumisión, además de ser una forma increíble de poner a prueba tus límites. Hay algo liberador en saber con cuánta fuerza tu pareja te puede tirar del pelo, morder el labio o darte un azote en el culo durante el sexo. Que te agarre mientras luchas por conseguir tu recompensa hará que esta resulte mucho más excitante cuando la alcances.

El BDSM es una actividad física agresiva en su momento culminante, lo que le da a tu cuerpo algo en que centrarse al margen del estrés que estás soportando. Y no importa que esta actividad física tan intensa deje marcas. Como sucedía cuando eras adolescente y te hacían un chupetón, los recordatorios físicos de esas sesiones (como por ejemplo la marca roja brillante de una mano en el culo o unos cardenales donde te ató tu pareja) son trofeos traviesos que duran horas o días una vez finalizada la sesión.

CÓMO ESTAR POR DEBAJO TE SITÚA EN LA POSICIÓN MÁS VENTAJOSA

En una sociedad en la que ser dócil es casi un insulto, sobre todo para las mujeres en el mundo laboral, ser sexualmente sumisa suena como una patada en las espinillas de las reivindicaciones femeninas y el movimiento feminista. Pero no lo es. La realidad es que en el siglo XXI cada vez hay más mujeres que son el sustento de sus familias y representan el 60 por ciento de los estudiantes universitarios. Tanto los hombres como las mujeres tenemos suficiente con cumplir con los objetivos y los plazos, comprar una casa y tener 2,5 hijos y un perro golden retriever; esa es toda la dominación que necesitamos. Para la mayor parte de los trabajadores su máxima fantasía es simplemente relajarse en una playa y no hacer nada (y esa fantasía no queda tan lejos de la sumisión). Ser sexualmente sumiso permite, tanto si eres hombre como mujer, dejar a un lado las elecciones difíciles y la posición de autoridad que tienes que mantener a diario. Se trata de que alguien en quien confías te dé placer de una forma poco convencional.

La sumisión es sexualmente estimulante y terapéutica, del mismo modo que los juegos de roles responden y cumplen fantasías que no sería posible experimentar en la realidad. En pocas palabras: las mujeres y los hombres poderosos también quieren que les dominen. Los estereotipos sexuales solían decir que los hombres tenían que ser fuertes, hábiles y traer el pan a casa, mientras que las mujeres debían ser femeninas, dulces y dedicarse a cuidar de su familia. Ahora los papeles de los sexos están mezclados y ambos hacen de todo, combinando las funciones y complementándose dependiendo de la situación. Las mujeres deberían ser poderosas, ambiciosas, trabajar más de cuarenta horas a la semana y ser unas esposas y madres cariñosas. Los hombres también deberían ser poderosos, ambiciosos, trabajar más de cua-

renta horas semanales y ser unos maridos y padres com-
prometidos. Pero eso implica una cantidad enorme de
responsabilidad teniendo en cuenta que los medios de comunicación modernos siguen bombardeándonos con
expectativas que entran en conflicto con eso a través de
anuncios de cosméticos, portadas de revistas retocadas
por ordenador y telerrealidad, elementos que no hacen
más que generar confusión sobre la forma en que se supone que tienes que actuar. De ahí que sea perfectamente normal querer ser una ejecutiva en la calle y una perfecta ama de casa traviesa de puertas para adentro (o
viceversa...). Querer que te dominen no es un golpe te-
rrible a tu masculinidad ni un ataque contra los derechos
de la mujer.

En una relación dominante-sumiso, una de las cosas
más sexis para la parte dominante es saber que su sumiso
está accediendo a algunos de sus deseos perversos para
complacerle. Eso no significa que el deseo de complacer
sea una calle de una sola dirección. Una idea completamente equivocada sobre la sumisión es que el sumiso no
tiene ningún poder. Es cierto que, como parte pasiva, es
el otro quien te ordena lo que tienes que hacer con ese
consolador de hielo y cuántas veces debes hacerlo; pero
es falso que no puedas decir que no al consolador de hielo, a la fusta o a las pinzas de pezones como también lo
es que lo que tú quieres no importa. Justo al contrario, el
sumiso es el que más control tiene, tal vez no en medio
de la acción, pero sin duda es él quien lo ejerce cuando

«Bien sabes tú que yo no conozco
mayor delicia que servirte,
ser tu esclavo,
y que todo lo daría por esa
voluptuosidad,
incluso mi vida.»

LEOPOLD SACHER-MASOCH,
La venus de las pieles

se trazan las líneas o se pactan los límites. El sumiso siempre tiene derecho de veto. La mayoría de las parejas establecen límites tolerables y límites infranqueables con mucha claridad antes de lanzarse a recorrer un camino asfaltado con látigos y cadenas. El sumiso puede prohibir expresamente cualquier juguete, actividad o invasión de sus límites personales. Eso también se aplica al momento de parar. Puede ser muy sexy contar a la vez que tu pareja los azotes que te da en el culo con un látigo de colas si te está excitando la actividad, pero cuando ya hayas tenido suficiente, el dominante debe parar en cuanto se lo pidas. Aunque tu pareja se ocupe de los detalles sobre cómo vas a recibir tus castigos y tus recompensas, como sumiso tú serás quien controla el contexto.

Consejos sobre obediencia

Ser la chica traviesa o el niño malo de tu dominante requiere atención al detalle, resistencia y, naturalmente, muchas ganas de complacer. Aunque es tarea de la parte dominante mantener a raya al sumiso, hay formas de que este pueda tomar un poco las riendas para explorar completamente su papel como pasivo. Aprender lo que funciona contigo y con tu pareja dentro de las fantasías BDSM mejorará la calidad de cada uno de los encuentros sexuales. Sigue estos consejos generales sobre obediencia cada vez que te des cuenta de que estás pisando la línea. A menos, claro, que quieras que te castiguen...

ESTABLECER REGLAS

Lo primero y principal es establecer reglas con tu dominante. Algunos prefieren hacer un contrato de sesenta páginas y a otros les vale con la palabra de honor de su pareja. Dentro de los límites de esas reglas puedes aceptar o negarte a las peticiones de tu dominante y establecer con claridad, si quieres, cómo, cuándo y dónde se producirán los encuentros. Las reglas asegurarán que tu pareja y tú podáis explorar lo que le provoca curiosidad al otro sin sentiros incómodos.

ELEGIR UNA PALABRA DE SEGURIDAD

La palabra de seguridad es al sexo duro y pervertido lo que la palanca de aterrizaje a un 747: algo fundamental. Elige una palabra que no tenga nada que ver con el contexto y que el dominante no pueda interpretar como una palabra sucia o parte del juego. Palabras como «no», «para» o «eso duele» pueden resultar confusas; si estás esposada a la cama como una prisionera en un centro de máxima seguridad que necesita castigo corporal, decir esas palabras solo te va a proporcionar más de lo mismo. Si eres una persona de las que aprende visualmente, elige palabras como «rojo» para expresar «para, ya he tenido bastante», «amarillo» para «más despacio» o «afloja un poco» y «verde» para «¡sigue dándome, cariño!». Si te va lo creativo, opta por una familia de sustantivos que le dé a tu pareja la señal automática de que cambie lo que está haciendo, por ejemplo «oso grizzly» para que se detenga, «panda» para bajar el ritmo y «koala» para seguir adelante. O «Chris Brown», «Kanye» y «Justin Bieber», lo que más te guste. Si prefieres lo simple y quieres usar «no» o «para», asegúrate de que el dominante tiene claro que esas son las palabras a las que debe obedecer en cuanto las oiga. Escojas las palabras que escojas, asegúrate de que están grabadas en piedra y que los dos las habéis memorizado.

IR AL GIMNASIO

El sexo lleno de sudor es excitante, pero no lo es el sexo sudoroso porque te cuesta respirar, tienes que hacer descansos para evitar un ataque al corazón o acabas derrumbándote fláccido y sin vida. Comer sano y hacer un poco de ejercicio cardiovascular unas cuantas veces a la semana no solo te hará sentir más confianza al estar desnudo frente a tu pareja, sino que también mejorará tu resistencia y tu aguante cuando realmente hacen falta.

Si «correr» es una palabra maldita para ti, intenta dar paseos a buen paso después de comer, ir a nadar, salir en bici o cualquier otro deporte o actividad que te ponga en funcionamiento durante más de veinte minutos cada vez. Lo agradecerás cuando tu pareja quiera utilizar el columpio sexual.

DOMINAR TU SUMISIÓN

¡Reivindícate! La sumisión puede parecer algo fácil, pero ser la parte pasiva no significa actuar como si fueras un pez muerto. Meterte en el papel con entusiasmo es difícil, tanto física como emocionalmente, y saberlo es tener ganada la mitad de la batalla. La otra mitad es hacer todo lo que puedas para lograr los objetivos que has establecido con tu pareja. Si ser sumiso funciona contigo, ¡rebélate! Provoca a tu dominante para que tenga que golpearte con la pala que pone «ZORRA», tiéntale para que saque la caña o invítale a ponerte las esposas. Anticipar con entusiasmo cada encuentro de sexo duro hará que la diversión se multiplique por diez tanto para ti como para él.

Lista de libros para tener a mano en el dormitorio

Desde que existen los humanos ha existido el sexo, y desde que existe la literatura ha habido literatura erótica. Empápate de estas historias eróticas clásicas y échale un poco de picante a tu vida sexual, tanto con tu pareja como en solitario.

Kamasutra de Vātsyāyana

Este libro es el paradigma de los manuales eróticos. Escrito por el antiguo filósofo hindú Vātsyāyana, proporciona una gran variedad de consejos prácticos sobre sexo y posturas sensuales tanto para él como para ella. Pero también se encuentra en él poesía y una guía para mantener la virtud en la vida, el amor y la familia.

Anaïs Nin

Anaïs Nin, escritora franco-cubana, fue una de las primeras mujeres en explorar la ficción erótica. Escribió la mayor parte de sus obras en la década de los cuarenta del pasado siglo xx, pero se publicaron póstumamente. En recopilaciones de relatos como *Delta de Venus* (1978) y *Pájaros de fuego* (1979), Nin ahonda en un abanico de modos de sexualidad entre los que se incluyen aspectos controvertidos para la época como los abusos, la prostitución y la bisexualidad.

Trilogía de la Bella Durmiente de Anne Rice

El rapto de la Bella Durmiente (1983), *El castigo de la Bella Durmiente* (1984) y *La liberación de la Bella Durmiente* (1985) componen una trilogía en la que Anne Rice adapta de forma libre el cuento de hadas de la Bella Durmiente con un toque de BDSM.

Historia de O de Pauline Réage

Esta novela de BDSM francés, publicada en 1954, trata la controvertida historia de una atractiva chica parisina que acaba metida hasta el fondo en el mundo de la sumisión, del bondage y de los juegos con dolor.

Trópico de Cáncer de Henry Miller

Este libro de uno de los escritores más famosos y
mejor considerados de Estados Unidos se publicó
originalmente en Francia en 1934, pero estuvo pro-
hibido en Estados Unidos. Cuando por fin se publicó en ese país en 1961, fue la causa de varios jui-
cios por obscenidad. Si esa no es suficiente razón
para leerlo, también decir que se considera una
obra maestra de la literatura americana. Y se desa-
rrolla en París.

El amante de lady Chatterley de D. H. Lawrence

Publicada originalmente en 1928, la heroína de
esta novela, Constance (lady Chatterley), se casa
con un hombre de la alta sociedad pero se ve en-
vuelta en una aventura lujuriosa con un hombre
de clase trabajadora. Considerada tabú por sus es-
cenas explícitas y el uso abundante de la palabra
«joder», estuvo prohibida durante años.

6

Dominación

«La chica que esté muy solicitada debe casarse con el hombre que le guste, el que crea que ella podrá obedecer y que le parezca que sabrá darle placer.»

VĀTSYĀYANA,
Kamasutra

«El amor es el cumplimiento de la ley.»

Romanos, 13, 10

Ser el que manda

EN QUÉ CONSISTE

Deja salir al dominante que llevas dentro (el cuero y las tachuelas son opcionales). Jugar a ser el dominante o el «activo» es un desafío: tienes que planificar los juegos, hacer todo el trabajo duro y estar siempre pendiente de tu pareja y de la situación para asegurarte de que los dos estáis seguros, felices y divirtiéndoos. Pero claro, todo ese trabajo tiene sus beneficios. Jugar a ser el dominante es divertido para gente que ya es mandona por naturaleza, pero también supone una nueva experiencia y una vía de escape para alguien que no está acostumbrado a dar órdenes.

La dominación y la sumisión forman parte de un juego de poder, y cuando juegas a ser el dominante, tú tienes todo el poder. Lo que hagas con él es cosa tuya: puedes mostrarle a tu pareja cuánto placer puedes darle o ser egoísta y ordenarle a la parte sumisa que te sirva. Así que ponte los pantalones propios del mando (o mejor, quítatelos) y ¡manos a la obra!

MANOS A LA OBRA

La dominación/sumisión es como cualquier otro juego de roles provocativo que hayáis probado en el dormitorio: hay que meterse en el papel para que funcione. Establecer qué significa eso es solo cosa vuestra, ya que no hay una forma «correcta» de jugar. Sin embargo, no implica que tengáis que poneros muy serios y parecer el señor de la mazmorra, sino que queréis sentiros poderosos y que vuestra pareja sienta que tenéis el control.

Con todos esos látigos, cadenas y cuero negro, el dominante suele parecer el chico malo del mundo BDSM, pero eso no es así. Recuerda que no eres el villano de la sesión, sino la figura de autoridad. No estás siendo «cruel» con tu pareja, solo estás al mando.

La mejor forma de conseguirlo es planear cada detalle. Ese viejo consejo de que el sexo tiene que ser espontáneo, cosa del momento y nacido de la pasión no funciona con esto. Para jugar a ser el dominante de la forma más eficaz necesitas tener un plan. Solo así podrás decirle a tu pareja: «¡Oh, cariño, verás lo que he planeado para ti!».

No le preguntes a tu pareja qué quiere; eso romperá la dinámica de poder que has establecido y no le dará la experiencia de sumisión que busca. Si estás empezando o intentando algo nuevo y no sabes con seguridad si le va a gustar a tu pareja, puedes preguntarle: «¿Quieres hacer esto o lo otro?», o simplemente decirle: «Te voy a hacer esto» y fijarte en su respuesta, tanto en lo que dice como en lo que transmite su lenguaje corporal.

Cuidados y atención a los sumisos

EN QUÉ CONSISTE

La mayor parte del peso de este juego recae sobre uno de los miembros de la pareja. La parte dominante normalmente es la activa, mientras que la sumisa es la que se deja hacer. Todo suele ir sobre ruedas, pero ¿cómo saber si sigue siendo así todo el tiempo? Como estáis jugando con dinámicas de poder, las cosas pueden complicarse muy rápido y es tu responsabilidad como persona al mando crear un ambiente divertido para tu pareja y para ti en el que poder explorar con seguridad nuevas sensaciones y poner a prueba los límites. Tienes que construir una confianza con tu pareja, un nuevo tipo de confianza, porque el sumiso necesita confiar en que no le vas a hacer daño y en que posees la habilidad suficiente para velar por su seguridad. Estos consejos te ayudarán a dejar claro que ambos contáis. Puede que te parezca que estos consejos les serán de más ayuda a jugadores más avanzados, pero lo básico os ayudará también a ti y a tu pareja a evitar muñecas con cardenales y sentimientos heridos, incluso si no tienes intención de colgar a nadie del techo.

Hablad de ello primero

Probablemente no será necesario hacer un contrato antes de poneros un antifaz, pero si vais a lanzaros a algo más arriesgado en la cama seguro que tendréis que hablarlo. Igual que hay gente que no puede caminar y mascar chicle a la vez, es posible que os resulte difícil tener una conversación honesta y franca sobre sexo mientras lo estáis practicando. Así que antes de desnudaros, hablad. Pensad lo que queréis o no queréis durante el sexo, cruzad las fronteras y sed específicos. Si nunca antes habíais pensado en cosas como esta, este ejercicio os resultará enriquecedor.

Esta charla no es algo que haya que tener una vez y ya está. La comunicación es vital para el buen sexo y es muy importante para que el BDSM sea seguro y divertido. Preguntad a vuestra pareja y comprobad que todo está bien cada vez que no estéis seguros de si lo que le estáis haciendo le gusta.

Una vez que hayáis dejado atrás las fronteras y hablado de lo que os excita, ambos tendréis una idea más clara de lo que quiere vuestra pareja. La conversación es solo para trazar algunas directrices, no para darle permiso a un miembro de la pareja para atar al otro y probar con él todas las cosas que nunca antes le ha dejado hacer.

Lo que nos lleva a…

Palabras de seguridad

Las palabras de seguridad son un recurso de este tipo de juegos que conoce casi todo el mundo, así que la mayoría de la gente tiene al menos una idea general de lo que hay detrás de ellas. Puede que creas que no necesitas una de esas palabras en tu relación llena de amor, confianza y sexo pervertido, pero estas palabras de seguridad son útiles por unas cuantas razones. Tenerlas puede encender el factor erótico y ayudarte a entender mejor lo que tu pareja quiere y necesita.

Lo más importante que hay que entender sobre las palabras de seguridad es que no son negociables. Una palabra de seguridad es como un asiento eyector de emergencia: si alguna vez tu pareja no se siente segura o cómoda, puede pronunciarla y todo se detendrá inmediatamente. No hay que criticar o cuestionar el uso de la palabra de seguridad porque será algo contraproducente y hará que a tu pareja le resulte difícil volver a utilizarla cuando surja una nueva situación en que la necesite. La palabra de seguridad solo es un reconocimiento de que el juego se está produciendo porque ambos lo queréis y lo estáis disfrutando.

Como dominante tienes que asegurarte de que tu pareja esté tranquila y cómoda con el hecho de utilizar la palabra de seguridad si la necesita. Pero también debes intentar que nunca se vea en esa situación.

Leer la mente

Un aspecto importante de la tarea del dominante es la empatía. Es posible que no asocies la empatía con la figura del fiero dominante, pero el BDSM funciona mejor cuando la parte activa es capaz de adivinar lo que está pensando la pasiva. Pero ¿y si no tienes poderes paranormales? El truco está en prestar atención. Observa cómo se mueve tu pareja, escucha su respiración, siente cómo te responde y así podrás hacerte una idea bastante clara de lo que está pasando por su mente. Fíjate en cómo reacciona cuando haces diferentes cosas. Si quieres intentar algo nuevo que no habéis hecho antes, hazlo especialmente despacio. Si es posible, prueba las cosas tú primero antes de hacérselas a tu pareja. Por ejemplo, si quieres usar cera caliente, prueba primero la sensación de la cera sobre tu cuerpo antes de practicarlo con tu pareja. Esta precaución te ayudará a conseguir que vuestros juegos sean seguros y divertidos: así hay menos posibilidades de quemar accidentalmente a tu pareja porque sabrás lo que tienes entre manos.

TÚ HACES LAS REGLAS

EN QUÉ CONSISTE

Ahora que ya hemos hablado de las responsabilidades,

ha llegado el momento de chasquear el látigo (figurativa-
mente). Una de las mejores formas de utilizar tu autoridad es poner normas y establecer reglas. Si tu pareja no
sigue tus instrucciones, tú decides qué castigo le vas a
aplicar. Esas reglas y órdenes no tienen que ser siempre
sobre sexo; le estás demostrando a tu pareja que tú estás
al mando, así que tus órdenes tienen que transmitir que
tú eres quien manda. Y deben ser arbitrarias, ese es el
objetivo. Las reglas solo están ahí para que tú insistas en
que se cumplan y para que tu pareja se someta a ellas.

MANOS A LA OBRA

Igual que ocurre con las demás cosas que he incluido en
este libro, no hay una manera correcta o incorrecta de
establecer las normas. Existe un amplio abanico de formas de actuar en cuanto a los juegos de poder, y no es
necesario llevar puesta una correa y llamaros el uno al
otro «amo/a» o «esclava/o» (a menos que eso sea lo que
queráis). Quiza haga falta un poco de adaptación para
que ambos os metáis en los papeles, así que tómatelo con
calma igual que con las otras técnicas. Ahí van unas
cuantas ideas para empezar.

Di mi nombre: haz que tu pareja te llame algo sexy.
Puedes utilizar el clásico «señor/a» o «amo/a», pero si
eso os resulta más tonto que sexy, buscad algo que os
venga bien. Los sumisos suelen referirse a sí mismos en

tercera persona, algo que resulta un poco difícil si no se está habituado a ello, así que ahí tenéis otro desafío divertido que podéis añadir al juego.

Tráemelo: ordénale a tu pareja que te traiga algo. Lo que quieras: un vaso de agua, una revista o un juguete que está al otro lado de la habitación. Esto es la típica orden del tipo «porque yo lo digo»; que te traigan el objeto no es el verdadero objetivo, sino que lo que pretendes es ejercer tu poder.

Jugar a los disfraces: dile a tu sumiso/a lo que tiene que ponerse. Esto es divertido en los momentos sexis, sobre todo si tienes lencería provocativa o disfraces pervertidos para lucir. O haz que tu pareja lleve algo sensual solo para ti antes de empezar el día: sus braguitas más sexis, por ejemplo, o algún accesorio o joya especial.

LOS CASTIGOS

EN QUÉ CONSISTE

Ya habéis establecido las normas, pero estas no significan nada si no hay alguien que obligue a su cumplimiento. De hecho, es mejor pensar que tu papel como dominante es hacer cumplir la ley más que castigar. Si estáis jugando al BDSM y tu pareja rompe una regla o desobedece una orden, un «castigo» es útil para reforzar la autoridad del dominante y las reglas del juego. También te proporcionará una buena oportunidad para probar nuevas técnicas de azotes que ambos podéis disfrutar en un contexto más «realista».

Piensa en el castigo como la penalización en un juego con bebidas. Es como si fallas el tiro en el ping-pong con cerveza y tienes que beber; no es algo personal y no es porque el dominante esté enfadado con el sumiso por romper las reglas, sino que es su forma de llevar el juego. Sin olvidar eso, también debes recordar que durante las sesiones de BDSM no es adecuado sacar a relucir los conflictos de la vida diaria, y nunca debes castigar a tu pareja por alguna transgresión que haya sucedido en el mundo real.

MANOS A LA OBRA

Cómo administras los castigos y qué tipo de castigos usas es solo cosa tuya, así que puedes dejar volar tu creatividad. Los castigos no tienen por qué ser dolorosos; de hecho, a menos que disfrutéis con un poco de dolor mezclado con el placer, será mejor que dejes el cinturón fuera del juego.

Cuando estéis jugando en el dormitorio, tal vez resulte divertido dar órdenes sexis. Puedes hacer que tu pareja se toque o que te haga algo a ti. Pero piénsatelo dos veces antes de elegir una actividad divertida como casti-

«El toque incandescente de sus dedos me determinó y mis temores se consumieron ante aquel calor fulgurante e insoportable Mis muslos cedieron, dando a sus dedos plena libertad.»

JOHN CLELAND,
*Fanny Hill, memorias
de una cortesana*

go: ¿de verdad quieres convertir una felación en un «castigo»? Que el «castigo» sea algo nuevo; tienes un libro entero lleno de ideas para elegir.

Para sacar a relucir de verdad tu parte dominante, asígnale a tu sumiso/a castigos que vayan en tu beneficio; después de todo, tú mandas. Haz que te masajee los pies o que haga la colada; ¡creatividad al poder!

Incluso puedes llevar a cabo un juego con tu pareja sobre los castigos: haced una lista de posibles castigos de antemano y numeradla. Después, cuando necesites castigar a tu pareja, que tire un dado. El número que salga determinará el castigo que recibirá. Si no tenéis un dado, escribid los números en trocitos de papel y sacad uno de un sombrero o recipiente. Esto funciona muy bien si en algún momento intercambiáis los papeles.

ES TU SESIÓN

EN QUÉ CONSISTE

En el mundo del BDSM, estos episodios de sexo pervertido planificados de antemano se denominan «sesiones», como si se tratara de teatro o un cine. Y esa palabra resulta muy adecuada porque, aunque no llevéis disfraces, estáis representando un espectáculo. La finalidad es que tu pareja y tú paséis un buen rato, y como dominante debes asegurarte de que así sea; ahora eres el director. Para ello deberás planificarlo todo con antelación. ¿Qué tipo de accesorios quieres utilizar? ¿Qué juguetes o prendas? ¿Vas a atar a tu pareja o a dejarla suelta? Puedes mezclar varias de las técnicas relatadas en este libro y añadir tu propio toque sobre la marcha.

MANOS A LA OBRA

Cuando realizas una sesión controlas todos los detalles, hasta los más pequeños, y cuando juegas con el bondage, la sumisión y las sensaciones, controlas también lo que tu pareja siente y experimenta. ¡Qué delicia… poder absoluto! Tu pareja está atada a las vías y tú puedes decidir qué papel quieres hacer: el de villano despiadado, el de héroe valiente… ¿O tal vez quieres ser el tren?

Al preparar la sesión, piensa en cómo experimentará tu pareja todo lo que has planeado. Incluso aunque solo planifiques un revolcón en el dormitorio, puedes ayudar a la parte sumisa a meterse en la escena haciendo que la temperatura de la habitación sea cómoda, quitando cualquier cosa con la que podáis tropezar, escondiendo objetos que puedan distraerle, como fotos, el despertador o similares. Revisa tu planificación y asegúrate de que tienes todo lo que necesitas. Cuando estés listo para recibir a tu sumiso/a, métete en el papel y prepárate para el espectáculo.

POSTURAS CON LA MUJER ENCIMA

Acaso creéis que solo los hombres pueden ser los que mandan? Nada de eso. Los hombres también pueden dejarse llevar y disfrutar de ser sumisos. Ahí van algunas posturas con la mujer encima que os darán ideas para vuestra siguiente sesión.

La vaquera clásica. ¡A montar, chica! Seguro que ya conoces esta postura. Es el siguiente paso al misionero: él se tumba boca arriba y tú te pones a horcajadas sobre él. Esta postura funciona bien con cualquiera de las técnicas para atar las muñecas o las extremidades extendidas. Desde tu posición puedes establecer la velocidad y el ritmo del movimiento: muévete despacio y no le dejes aumentar el ritmo antes de que tú estés lista para ello. Haz pequeños círculos con las caderas como si estuvieras bailando con un hulahop mientras subes y bajas.

Vaquera invertida. Esta postura es sencilla, pero se puede complicar con un montón de variantes. Haz que él se tumbe boca arriba y tú ponte a horcajadas sobre él pero mirando hacia sus pies. Dobla las rodillas y arquea la espalda para ayudarle a introducirse. Puedes permanecer así y utilizar las piernas para subir y bajar o probar a estirar las piernas y usar la parte superior del cuerpo para balancear las caderas adelante y atrás.

Pretzel sensual. Seguro que esta postura tiene otro nombre, pero a mí me gusta llamarla así. Haz que él se siente en medio de la cama (no contra el cabecero) con las piernas estiradas. Tú siéntate entre sus rodillas con una pierna a cada lado de su cuerpo. Rodéale el torso con las piernas y acércate a él hasta que estés en una buena posición para que pueda introducirse. Esta postura es genial: es cercana e íntima, sólida, no requiere mucha flexibilidad y te da mucho espacio para moverte, retorcerte y empujar todo lo que quieras.

El asiento del amor. Las camas son los lugares más comunes para la lujuria, pero la típica silla de cocina es un heroína de la sensualidad de la que no se suele hablar, sobre todo en lo que respecta a posturas con la chica encima. Como he mencionado anteriormente, esta postura es muy conveniente y muy versátil para cuando quieres atarle a él. En una silla amplia o en el sofá, haz que él se siente y tú te pones a horcajadas con una rodilla a cada lado de sus piernas. Arquea la espalda y échate hacia atrás (agarrándote a los hombros de él si lo necesitas) para conseguir el efecto completo. Esta postura es un cruce entre la vaquera y la postura del *pretzel*, en la que estás parcialmente encaramada y parcialmente enroscada a su alrededor, por eso es una postura que proporciona doble placer: es ideal para estimular el clítoris a la vez que el esquivo punto G.

Si estáis sobre una silla dura, como una silla de comedor o de escritorio, todavía hay más opciones para colocarse. Siéntate mirando a tu pareja con las piernas a ambos lados de la silla. Si la silla no es muy alta (o tú sí lo eres) puedes usar las piernas para ayudarte a subir y bajar mientras mueves las caderas y te frotas contra él. Si está atado, provócale jugando con tus pezones, acariciándole el pecho o tirándole del pelo. También puedes intentar esta postura dándole la espalda; si está atado, puede que te resulte complicado adoptar la postura correcta, así que tal vez es mejor que la probéis los dos juntos antes de atarle; es un poco más compleja, pero si es de esos hombres a los que le gustan los culos, le van a encantar las vistas.

«Es deber del alma ser leal
a sus propios deseos.
Debe abandonarse a la
pasión de su dueño.»

Recursos para juegos eróticos

LIBROS

—*365 Sex Positions: A New Way Every Day for a Steamy, Erotic Year* (365 posturas sexuales: una nueva para cada día de un año muy excitante y erótico; no traducido al español). De la editorial Amorata Press. Fotografías de Allan Penn.

Una postura sexual para cada día del año. Este libro incluye explicaciones paso a paso y sensuales fotografías para animar tu vida sexual. Con ciertas reminiscencias del *Kamasutra*, el libro tiene un enfoque moderno, claro y con mucho estilo sobre las formas de mejorar los encuentros sexuales.

—*The Seductive Art of Japanese Bondage* (El seductor arte del bondage japonés; no traducido al español). Escrito por Midori. Fotografías de Craig Morey.

Con unas fotografías de muy buen gusto y descripciones completas del *shibari*, una forma de bondage japonés con cuerdas, este libro cuenta la filosofía, la historia y el lado poético del bondage, algo que puede atraer tanto a principiantes como a entusiastas del BDSM con experiencia.

—*Two Knotty Boys Showing You the Ropes: A Step-by-Step, Illustrated Guide for Tying Sensual and Decorative Rope Bondage* (Dos chicos enredados te enseñan los secretos de las cuerdas: una guía ilustrada paso a paso para aprender a hacer ligaduras sensuales y bondage decorativo con cuerdas; no traducido al español). Escrito por dos chicos enredados. Fotografías de Larry Utley.

Esta instructiva guía sobre las cuerdas y el bondage tiene descripciones detalladas, guías de seguridad e imágenes de nudos prácticos y decorativos para tus sesiones de sexo.

—*El moderno Kama Sutra: guía íntima de los secretos del placer erótico.* Escrito por Kamini Thomas y Kirk Thomas.

Una perspectiva moderna sobre el *Kamasutra*. Este libro describe la forma de realizar cuarenta posturas sexuales, da consejos prácticos y ofrece fotografías, todo ello adecuado a cualquier nivel, desde novatos en el terreno del sexo hasta expertos en el arte del coito.

«Solo las pasiones, las grandes pasiones, pueden elevar el alma a las grandes cosas.»

DENIS DIDEROT

¿Qué fantasías sexuales secretas te gustaría poder
compartir con tu pareja?

_____

_____

_____

_____

_____

_____

_____

_____

_____

_____

_____

_____

_____

_____

_____

_____

_____

_____

_____

_____

_____

_____

¿Tienes algo que te haga sentir sexy? ¿Alguna prenda de ropa? ¿Comer algún tipo de alimento?

_____

_____

_____

_____

_____

_____

_____

_____

_____

_____

_____

_____

_____

_____

_____

_____

_____

_____

_____

_____

Escribe sobre un momento o un lugar en concreto en tu vida en que te hayas sentido atrevida o traviesa. ¿Hiciste lo que deseabas hacer? ¿Por qué sí o por qué no?

_____

_____

_____

_____

_____

_____

_____

_____

_____

_____

_____

_____

_____

_____

_____

_____

_____

¿Has leído algún libro o algún blog que te haya
excitado? Prueba a leérselo en voz alta
a tu pareja y ya verás lo que ocurre…

_____
_____
_____
_____
_____
_____
_____
_____
_____
_____
_____
_____
_____
_____
_____
_____
_____
_____
_____
_____

Escribe sobre un objetivo sexual que te gustaría lograr para tu relación con tu pareja.

_____
_____
_____
_____
_____
_____
_____
_____
_____
_____
_____
_____
_____
_____
_____
_____
_____
_____
_____
_____
_____
_____
_____

Escribe aquí tus propios consejos y secretos sexuales (y recuerda consultarlos de vez en cuando para que te den ideas).

_____
_____
_____
_____
_____
_____
_____
_____
_____
_____
_____
_____
_____
_____
_____
_____
_____
_____
_____
_____
_____

«El único remedio
para el amor es
más amor.»

HENRY DAVID THOREAU,
Diario
(1837-1861)

«Siempre hay uno
que ama y otro que
se deja amar.»

W. Somerset Maugham,
Servidumbre humana

ESTE LIBRO HA SIDO IMPRESO
EN LOS TALLERES DE
LIMPERGRAF. MOGODA, 29
BARBERÀ DEL VALLÈS (BARCELONA)